Lil Katia Rodríguez Díaz
Arahy Pérez López
Marisley Pedraza Robaina

Ventilación mecánica en la Unidad de Cuidados Intensivos Neonatales

Lil Katia Rodríguez Díaz
Arahy Pérez López
Marisley Pedraza Robaina

Ventilación mecánica en la Unidad de Cuidados Intensivos Neonatales

Editorial Académica Española

Imprint

Cover image: www.ingimage.com

Publisher:
Editorial Académica Española
is a trademark of
Dodo Books Indian Ocean Ltd., member of the OmniScriptum S.R.L Publishing group
str. A.Russo 15, of. 61, Chisinau-2068, Republic of Moldova Europe
Printed at: see last page
ISBN: 978-620-3-58713-5

Exergo

"La dicha de la vida consiste en tener siempre algo que hacer, alguien a quien amar y alguna cosa que esperar"

Thomas Chalmers

Lil Katia Rodríguez Díaz

Especialista en primer grado en Medicina General Integral y Neonatología. Hospital Gíneco-Obstétrico Universitario Mariana Grajales. Servicio de neonatología. Villa Clara. Cuba. Correo: lilkatia.rodriguez@nauta.cu Orcid: https://orcid.org/0000-0002-1186-589X

Arahy Pérez López

Especialista en primer grado en Medicina General Integral y Neonatología. Hospital Pediátrico Docente José Luis Miranda de Santa Clara. Villa Clara. Cuba. Email: perez.lopez@nauta.cu Orcid: https://orcid.org/0000-0002-0765-0087

Marisley Pedraza Robaina.

Especialista en primer grado en Medicina General Integral y Neonatología. Hospital Pediátrico Docente José Luis Miranda. Servicio de neonatología. Cuba. Correo: marisley87@gmail.com Orcid: https://orcid.org/0000-0002-9821-722

RESUMEN

La creciente incidencia de neonatos ventilados constituye un importante problema internacional y en nuestro centro de salud, por lo que la presente investigación persigue el objetivo de caracterizar a los neonatos ventilados atendidos en el servicio de Cuidados Intensivos de Neonatología del Hospital Universitario Gineco-Obstétrico «Mariana Grajales» de Santa Clara durante el período enero 2018 a diciembre 2019. En cuanto al diseño metodológico se realizó un estudio descriptivo, la muestra lo constituye el universo, formado por el 100% de los recién nacidos ventilados atendidos en el Hospital Mariana Grajales, en Santa Clara, Villa Clara, de enero de 2016 a diciembre del año 2018. Se realizó observación documental y recolección de datos, para lo que se confeccionó un formulario, estos fueron procesado por métodos estadísticos y presentados a través de tablas. Los resultados más significativos fueron que el mayor grupo de pacientes tenía un peso menor de 2500 gramos, con una edad gestacional de menor de 36.6 semanas, predominó el parto distócico por cesárea, la enfermedad de mayor frecuencia fue la acidosis metabólica. La modalidad ventilatoria más utilizada fue la SIMV, y la principal causa que llevó a la ventilación fue la depresión neonatal severa, predominó la estadía ventilatoria de 4 a 7 días. La mayoría requirió cafeína, la principal complicación fueron los trastornos hemodinámicos. La supervivencia de estos fue elevada y la principal causa de muerte fue la sepsis general adquirida.

Palabras claves: Neonato, ventilación, complicaciones, UCIN

ÍNDICE

INTRODUCCIÓN

El recién nacido enfrenta al nacimiento un importante desafío para poder sobrevivir fuera de su madre: iniciar la respiración aérea, que le permitirá establecer una adecuada ventilación y la perfusión de los tejidos. Se requiere para ello poder contar al momento de nacer con un desarrollo anatómico de vías y espacios aéreos, vasos sanguíneos pulmonares normales y adecuada estabilidad pulmonar, todo en función de la cantidad y calidad de surfactante pulmonar con que cuente el neonato y la capacidad para establecer una ventilación y perfusión pulmonar adecuados.[1]

La capacidad del recién nacido para comenzar su vida extrauterina, mediante el desarrollo de su potencial genético y posterior crecimiento físico e intelectual, depende en gran medida de su posibilidad para superar diversas situaciones de peligro en la gestación y el parto, de los cuales, el tiempo relativamente corto del nacimiento representa el período más vulnerable de la vida prenatal. Una elevada proporción de la morbilidad y mortalidad perinatal va adscrita a trastornos hipóxico, traumáticos, infecciosos y farmacológicos que inciden sobre el nuevo ser durante el parto, y entre ellos, los más frecuentes, mejor entendidos y más fácilmente mensurables son los asociados a la asfixia fetal. [2,3]

El "síndrome de dificultad respiratoria en el neonato", aumenta mientras menos edad gestacional, así por ejemplo en los menores de 32 semanas, su incidencia es de aproximadamente 50 %.[2]

Con la implementación de las "unidades de cuidados intensivos neonatales"(UCIN),en efecto, se ha podido aumentar la esperanza de vida de los neonatos con complicaciones de asfixia al momento del nacimiento. Así mismo, aproximadamente tres cuartos de los neonatos admitidos hacia las unidades de cuidados intensivos neonatales tienen insuficiencia respiratoria, debido a esto, la ventilación mecánica ha sido una herramienta de gran ayuda en la esperanza de vida neonatal.[4]

La ventilación asistida está íntimamente ligada con la historia de la anatomía, la química, la fisiología y las investigaciones bajo el agua y en el aire. El uso de la asistencia ventilatoria se reporta desde los tiempos bíblicos y estuvo detenido sus avances por errores conceptuales, investigaciones y practicas equivocadas, que demoraron su aplicación en la práctica clínica efectiva. El comienzo del desarrollo de la ventilación a presión positiva se remonta al año 1960, y fueron Bennett y Bird quienes crearon el primer ventilador a presión positiva, que fue utilizado por primera vez en el neonato con dificultad respiratoria en el año 1969. [4]

En los últimos años se han aportado nuevos elementos con datos muy valiosos, que actualmente se aplican en conductas médicas frente a los recién nacidos que requieren terapéutica ventilatoria, sobre todo en países subdesarrollados. Las principales innovaciones a partir de ese período mejoran y acortan la estadía en la ventilación, pero a pesar de ello, la morbilidad y mortalidad de los neonatos asistidos con ventilación mecánica continúa siendo un problema de salud importante.[5]

En las últimas décadas, el desarrollo de las UCIN ha dado lugar a mayor supervivencia de los recién nacidos ventilados, pues con la mayor capacidad del personal y el mayor apoyo tecnológico es posible sacar adelante esta población neonatal que en años anteriores no sobrevivían. Han tenido papel importante en la morbilidad y mortalidad del recién nacido el uso de corticoides prenatales, la aplicación del surfactante exógeno (en 1990), nutrición parenteral, presión positiva continua en la vía aérea (CPAP) por vía nasal, las mejoras tecnológicas en la ventilación mecánica, así como, el trabajo en la red de hospitales por niveles de complejidad que existen en Cuba.[5,6]

Actualmente se cuenta con nuevas modalidades de ventilación convencional, que han facilitado el manejo del neonato ventilado, mejorando además su pronóstico; las mismas difieren del modo controlado (ventilación mandatoria controlada) y se conocen como modalidades espontáneas, las cuales son: ventilación con presión positiva continua de la vía aérea (CPAP), ventilación asistida/controlada (A/C), ventilación mandatoria intermitente sincronizada (SIMV) y ventilación con soporte de presión (VSP), entre otras clasificaciones. Más recientemente se han desarrollado otros métodos de ventilación mecánica como la alta frecuencia, la oxigenación por membrana extracorpórea y la ventilación líquida.[7]

La “ventilación mecánica”, así como puede salvar vidas, también puede ocasionar “daño pulmonar crónico” lo cual resulta en la displasia broncopulmonar (DBP), que es una de las principales complicaciones de la prematuridad. Debido a esto, la tecnología se ha encargado de desarrollar nuevas técnicas menos invasivas, con el objeto de disminuir las complicaciones en los neonatos que requieran de ventilación, como, por ejemplo, el uso de presión positiva continua temprano (CPAP) en neonatos prematuros en riesgo de síndrome de dificultad respiratoria neonatal. Es la administración de oxígeno a través de unas gafas nasales, mascarilla o casco, es decir que no hay un procedimiento invasivo en la administración de oxígeno en el neonato. Así mismo, la “Ventilación no Invasiva” disminuye el trabajo respiratorio del paciente, además mejora el intercambio de gases respiratorios, evitando los riesgos y las complicaciones relacionadas con la colocación de un tubo endotraqueal, sedación, bloqueo neuromuscular, y la ventilación mecánica invasiva.[5]

En Cuba, la primera aplicación de ventilación mecánica neonatal ocurrió en el año 1970 en el Hospital William Soler, en La Habana. Posteriormente, en el año 1979, se introdujo la ventilación con presión positiva continua, con tenedor nasal y en el año 1980, se aplicó una nueva tecnología de ventilación con presión positiva intermitente, en el Hospital Ramón González Coro. La ventilación con alta frecuencia se comenzó a aplicar a finales del siglo anterior, pero no es hasta inicios de este siglo que se comienza a aplicar en nuestro país.[8]

Aunque hay variaciones según los países y el desarrollo de la neonatología, en el mundo se ventilan millones de recién nacidos por año. En los países de ingresos bajos con opciones de atención mucho más limitadas, el 99% de las muertes neonatales ocurren en países pobres o en vías de desarrollo y solo un 1% en países ricos.[7]

El 38% de las muertes en menores de 5 años ocurre en etapa neonatal, lo que corresponde a 4 millones de niños al año, así mismo tres cuartas partes de estas muertes neonatales ocurren en la primera semana de vida, atribuyéndolas a 3 causas: prematuridad (28%), infecciones severas (26%) y asfixia (23%); el 60 a 80% de muertes en el primer mes de vida correspondió a niños que requirieron Ventilación Mecánica Artificial.

Además, se describe que en los últimos 20 años la mortalidad infantil a nivel mundial disminuye en mayor proporción, a costa de disminuir la mortalidad post neonatal. [9]

En Chile, en 2018, la mortalidad infantil fue de 10.3 por mil y la neonatal 6 por mil, ocupando el 75 % de ellas durante los primeros 7 días de vida, las muertes de recién nacidos que requieren ventilación mecánica artificial constituye el 46% del total de muertes perinatales. [10]

En Cuba se recogen estadísticas importantes relacionadas con la tasa de mortalidad infantil en el menor de 1 año, en el último quinquenio se ha mantenido con un comportamiento entre 4.0 a 5.0%.En la provincia de Villa Clara dicha tasa coincide con las cifras a nivel nacional, sin embargo, el número de ventilados en el año 2005 fue de 65 para un 43 % respecto a los ingresos en UCIN; este indicador varió de manera evidente durante los años 2010 y 2014 con solo el 14.8 % y 21.3% respectivamente, incrementándose en los últimos años hasta cifras superiores a un 40 %, a lo que ha contribuido el incremento paulatino de los nacimientos antes del término y el bajo peso, así como de la morbilidad.[11]

A pesar de los avances científicos logrados en la aplicación de la asistencia ventilatoria, se puede abordar con más profundidad esta temática en labores investigativas en tesis de especialización en el Hospital Universitario Mariana Grajales,se buscará respuesta a la prevalencia e incidencia de complicaciones, además, a la morbilidad y mortalidad neonatal asociado al uso de ventilación mecánica, con esto se aportará con recomendaciones que van a servir para elaborar estrategias de prevención y así disminuir de manera considerable las complicaciones neonatales asociadas al uso de la ventilación mecánica, por lo que se espera disminuir también la incidencia y prevalencia de esta complicación de gran demanda en las instituciones, lo cual contribuye además a reducir el impacto económico y psicosocial que ocasiona el uso de la ventilación mecánica en este grupo de pacientes.

Esta realidad precisa de una respuesta desde la vía científico-investigativa, para cuya solución se requiere de un proceso de indagación objetiva que aporte conocimientos de utilidad para la solución del siguiente Problema científico: ¿Cuáles serán las características clínicas y epidemiológicas de los neonatos ventilados, atendidos en la Unidad de Cuidados Intensivos Neonatales delHospital Universitario Gineco-Obstétrico «Mariana Grajales» de Santa Clara durante el período enero 2018 a diciembre 2019.

OBJETIVO GENERAL

- Caracterizar a los neonatos ventilados atendidos en el servicio de Cuidados Intensivos de Neonatología del Hospital Universitario Gineco-Obstétrico «Mariana Grajales» de Santa Clara durante el período enero 2018 a diciembre 2019.

OBJETIVOS ESPECÍFICOS

1. Determinar la incidencia de neonatos ventilados atendidos en el servicio de Neonatología del Hospital en el período estudiado.
2. Describir variables perinatales relacionadas con los pacientes ventilados en el período señalado.
3. Valorar la morbilidad asociada, estadía ventilatoria y hospitalaria, así como las complicaciones y el estado al egreso de los recién nacidos incluidos en el estudio.

MARCO TEÓRICO

La ventilación mecánica es una ayuda artificial a la respiración que introduce gas en la vía aérea del paciente por medio de un sistema mecánico externo. Hasta hace unos años, la ventilación mecánica era un campo casi exclusivo de los subespecialistas pediátricos (intensivistas, neonatólogos y anestesistas).

Sin embargo, la ventilación mecánica ya no se circunscribe a las unidades de cuidados intensivos y al quirófano, sino que determinadas modalidades se utilizan en otras áreas del hospital, durante el transporte y en el domicilio.[3]

De la Historia de la ventilación:
Los esfuerzos del ser humano para mantener o reactivar la respiración tienen una larga historia, pues desde la antigüedad han sido conocidos diversos hechos para tal fin. Una de las leyendas del antiguo Egipto indica que Isis resucitó a Osiris con el aliento de la vida.

En el libro de los reyes, del antiguo testamento de la Biblia(2 Reyes 4:18-32), se narra un hecho en el que el profeta Eliseo probablemente realiza una maniobra de resucitación mediante la respiración boca a boca, cuando se relata que había un niño muerto al entrar en una casa, y que al entrar Eliseo cerró la puerta y oró a Jehová y "después subió, y echóse sobre el niño, poniendo su boca sobre la boca de él, y sus ojos sobre sus ojos, y sus manos sobre las manos suyas; así se tendió sobre él, y calentósela carne del joven "y" volviéndose luego, paseóse por la casa a una parte ya otra ,y después subió, y tendióse sobre él; y el joven estornudó siete veces y abrió sus ojos".[12]

Años más tarde Hipócrates, el "Padre de la medicina", en su Tratado sobre el aire explicó el probable primer documento acerca de la canulación oro-traqueal para poder ventilar de manera artificial a un ser humano.

El médico griego Claudio Galeno, practicante en Roma alrededor del 161 AC, planteó la primera verdad sobre la función de los pulmones al creer que los pulmones aportaban alguna propiedad del aire a los propios pulmones y eliminaban de ellos un producto de desecho desde la sangre, a pesar de otros errores en sus apreciaciones iníciales, Galeno no pudo explicar cómo el aire o neuma podía ser dirigido desde fuera de los bronquios y pulmones hacia el corazón. Sus escritos dejaron la falsa creencia de que la sangre pasaba del ventrículo derecho al izquierdo a través del septum interventricular sin explicar porque cambiaba la coloración de la sangre o dando para ello explicaciones que nunca pudieron comprobarse, en su época.

Alrededor de 1550, Vesalius, corrigió muchos errores del pensamiento de Galeno y cuestionó el concepto de este del flujo sanguíneo desde el ventrículo derecho al ventrículo izquierdo.[13]

Servetus, un alumno de Vesalius en París, sugirió que el espíritu vital era elaborado por la fuerza del calor desde el ventrículo izquierdo y por un cambio en el color de la sangre hacia el rojo amarillento. Este cambio en el color "era generado en los pulmones, desde una mezcla de aire inspirado con una sangre sutilmente elaborada, la cual el ventrículo derecho comunicaba con el ventrículo izquierdo. Aunque el punto de vista de Servetus, fue posteriormente probado como correcto, fue considerado como hereje en su tiempo y provoco que él fuera quemado por la santa inquisición junto a las copias de su libro en 1553. Estas ideas claramente influenciaron a William Harvey, quien estudiaba Anatomía con Fabricius en Padua desde 1600 a 1602 y se puso a investigar "el verdadero movimiento del pulso, uso y utilidad del corazón y las arterias". Harvey describió que el flujo de la sangre a través del cuerpo se producía mediante un movimiento circular.

Con las remarcables teorías de Harvey, la relación entre los pulmones, el corazón y el rol de la sangre fueron finalmente conocidas. Solamente 2 pasos permanecieron por resolver por los anatomistas de la época. Primero, la naturaleza de los poros delgados y su apertura vascular a través de los pulmones, alrededor de 1650 Malpighi trabajando con los primeros microscopios, encontró que el aire pasa a través de la tráquea y los bronquios hacia dentro y hacia fuera de los sáculos microscópicos sin conexión clara con el torrente sanguíneo. "El describió los capilares" y como tal vagabundeo acerca de estos vasos, en la medida que ellos procedían de un lado de las venas y por el otro lado de las arterias, y que los vasos no tan grandes mantenían una dirección recta, pero semejaban una red construida sobre las articulaciones de 2 vasos y la sangre fluía a lo largo de estos vasos tortuosos, siempre contenidos dentro de los túbulos. Más tarde se sugiere el concepto de difusión. El aire que se disolvía en los líquidos podía pasar a través de las membranas sin poros. Finalmente, el aire y la sangre habían sido unidos, de una manera plausible. [12,13]

En 1670, se mostró que encerrando un ratón en una jarra, este moriría irremediablemente en un periodo de tiempo, de manera que estos experimentos demostraron que había una sustancia en el aire necesaria para la vida y que se llamó a esta sustancia ¨Espíritu nitro aéreo¨ y cuando él era depletado del aire el animal moría. Posteriormente se probó que este gas era el **Oxígeno.**[12]

El 1er constituyente del aire en ser verdaderamente reconocido fue el dióxido de carbono, alrededor del 1754. En los inicios de 1770, dos investigadores trabajando independientemente uno del otro, produjeron y aislaron aire puro, tanto uno, como el otro verificaron que, en el proceso de aislamiento del aire puro, la llama era más brillante y los animales no morían en esa atmósfera. Ya en el 1779 se le llamó al componente respirable Oxigeno y demostró que el componente no respirable era una combinación de Carbono con la porción respirable del aire (Oxigeno) (CO_2).

No era conocido como el CO_2 era transportado por la sangre hasta los experimentos realizados en 1904 y 1914. El concepto de actividad ácido base comenzó a examinarse en los comienzos del 1900 y ya en 1930 estuvo disponible un electrodo para determinar el PH anaeróbico de la sangre , pero la medición del PH de la sangre no fue considerada útil en la clínica hasta los años 1950-1952, cuando durante la epidemia de Poliomielitis de Copenhague en 1952, Ibsen planteó que la hipo ventilación, la hipercapnia y la acidosis respiratoria estaban asociadas a una alta mortalidad, ya que hasta ese momento los clínicos no entendían que altos niveles de Bicarbonato indicaban más bien una alcalosis, hasta que Ibsen demostró que en los casos de hipo ventilación e hipercapnia, un alta concentración de bicarbonato se correspondía con una acidosis. En 1954 se construyó el primer electrodo medidor de las concentraciones de CO_2.Como base de este aditamento, el uso un electrodo de vidrio de medir PH, con un electrodo de calomel central, abierto en su punta. Dos años más tarde a partir de estas mismas ideas se construyó otro electrodo medidor de PO_2 y ya en 1973 se construyó el primer gasómetro de uso clínico capaz de medir PO_2, PCO_2 y PH en la sangre.[12,13]

Indicaciones de la ventilación Mecánica:

-Insuficiencia respiratoria clínica o apnea, con o sin hipoxemia e hipercapnia secundaria a:

Enfermedades del sistema nervioso central
Enfermedades neuromusculares
Enfermedades esqueléticas
Enfermedades de la vía respiratoria
Enfermedades broncopulmonares
Enfermedades cardíacas
Infecciones o alteraciones metabólicas

-Alteraciones neurológicas

Coma con alteración de los reflejos de protección de la vía aérea
Hipertensión intracraneal
Estado epiléptico resistente al tratamiento

-Alteraciones circulatorias

Parada cardiorrespiratoria
Shock
Insuficiencia cardíaca severa

-Otras

Postoperatorio de cirugía mayor
Necesidad de sedación profunda para técnicas y procedimientos invasivos[14]

Existen varias modalidades de soporte ventilatorio, y las principales por su utilización en Neonatología son:

1. Ventilación con presión positiva continua e intermitente en la vía aérea (CPAP nasal y VPPI)
2. Ventilación mecánica convencional (VMC)
3. Modos sincronizados o ventilación asistida controlada (A/C)
4. Ventilación mandataria intermitente sincronizada (SIMV)
5. Ventilación con soporte de presión (VSP)
6. Ventilación con soporte de volumen (VSV)
7. Ventilación con alta frecuencia oscilatoria (VAF)

Modalidades de Ventilación No Invasiva:

-NCPAP:

- Flujo contínuo (CPAP por ventilador)
- Bubble CPAP
- Flujo Variable (InfantFlow TM)
- Flujo nasal alto (>2l/min)

-Bilevel NCPAP (Infant Flow Advanced TM):

- Sincronizado (Por cápsula)
- No sincronizado

-NIPPV (ventilación a presión positivanasal intermitente):

- Sincronizado (SNIPPV)
- No sincronizado (NIPPV)

-Ventilación de alta frecuencia vía nasal (N-HFV) [15]

CPAP

El respirador mantiene una CPAP durante todo el ciclo respiratorio, en un niño que respira de forma espontánea. Idea original de Gregory en 1971, de emplear la ventilación con presión continua de distención en el Síndrome de distress respiratorio idiopática, utilizando inicialmente tubo endotraqueal y después una caja cefálica. Posteriormente Bouyer en el Hospital Port Royal de París un saco de Nylon.[14]

En Cuba en el mismo año; fue empleada esta modalidad por primera vez en el hospital William Soler de Ciudad de la Habana por los profesores

Moreno y Muñoz, utilizando una bolsa de nylon modificada. Sin dudas algunas influyó en la reducción de la mortalidad por EMH de un 70 a 80 % a la mitad.[10]

Los países nórdicos han empleado durante más de 20 años el CPAP nasal con válvula Benveniste, con excelentes resultados que incluyen a pacientes con peso inferior a los 1000 gramos de peso, revolucionando conceptos antiguos que hacían dudar de la efectividad de este método en pacientes con peso extremo.[15]

Indicaciones

1. Insuficiencia respiratoria leve-moderada, con esfuerzo respiratorio conservado.
2. Capacidad residual funcional disminuida, para evitar el colapso alveolar.
3. Durante la retirada de la VM o destete, como última fase previa a la extubación.[16]

BIPAP y DUOPAP

Son sinónimos. APRV es la ventilación por liberación por presión. Su forma de ciclar es igual a la BIPAP, pero se programan tiempos inspiratorios muy largos y relación I/E invertida (aunque el respirador no tenga modalidad APRV, ésta puede programarse en BIPAP).[14]

Controlada (PPI o IMV)

Es la forma básica de VMC. El ritmo es automático y continuo, marcado por el respirador e independiente del niño. Suele requerir sedación, al menos en fases iniciales, para evitar desacoplamientos respirador/niño.[15]

Asistida o sincronizada/controlada (A/C)

El respirador garantiza un ritmo mínimo programado por el operador, para impedir que la falta de estímulo o esfuerzo del niño produzcan apnea. El inicio de la inspiración del niño es detectado por sensores de flujo o presión, poniendo en marcha cada ciclo del respirador. Cuando la frecuencia espontánea es superior a la programada, y la sensibilidad del respirador está bien acoplada a su esfuerzo, el respirador asiste todas y cada una de las inspiraciones del niño.

Su aplicación durante todo el curso de VMC no reporta ventajas respecto al empleo de SIMV.[15, 16]

La ventilación mandatoria intermitente (VMI)
Se define como aquella modalidad de ventilación mecánica (VM) que permite realizar respiraciones espontáneas durante la fase espiratoria de las respiraciones mandatorias (obligatorias) del respirador. Su uso se generalizó a partir de los años 1970, inicialmente como un método de desconexión de la VM y posteriormente como una alternativa a la ventilación asistida-controlada.[17]

Dependiendo de la frecuencia respiratoria (FR) pautada, el soporte respiratorio del paciente en VMI/VMIS puede ser muy variable. El soporte es total cuando todas las respiraciones son mandatorias y parcial cuando parte o la mayoría de las respiraciones son espontáneas. A su vez, estas respiraciones pueden o no ser soportadas con presión. En el primer caso se denomina VMIS con presión soporte.

1. No sincronizada (VMI). El paciente puede realizar respiraciones espontáneas en cualquier momento del ciclo yel respirador actúa de forma controlada ciclando cuando le corresponde sin sincronizarse con el paciente. Esta modalidad ha sido prácticamente abandonada en la actualidad.

2. Sincronizada (VMIS). La administración de respiraciones mandatorias coincide con los esfuerzos inspiratorios del paciente (sincronización).

En ambas modalidades, VMI y VMIS, las respiraciones controladas o mandatorias pueden ser reguladas por volumen o por presión.[18]

Ventilación con volumen garantizado (VG)

Es también una modalidad de volumen ciclada por presión en la que se programa el VC y el respirador cicla por presión con un flujo desacelerante, pero que funciona sólo en las respiraciones espontáneas del paciente.

El respirador realiza una presión de soporte variable hasta alcanzar el VC programado. En esta modalidad se selecciona un V_T, habitualmente 3-6 ml/kg y un límite máximo de presión inspiratoria. Cada ciclo mantiene fijo el volumen asignado, generándose la presión necesaria, que puede variar según la C_L y R de cada momento. Si no se consigue el volumen seleccionado o son necesarias presiones superiores al límite máximo señalado, se produce una alarma para revisar la situación. Existe todavía poca experiencia con este tipo de ventilación. Según algunos autores podría acortar la duración de VMC y disminuir la incidencia de DBP, al minimizar el riesgo de volutrauma. Puede aplicarse en cualquier modalidad de VMC.[18, 19]

Ventilación con soporte de presión (PSV)
Se trata de una modalidad de ventilación asistida en la que el paciente controla la respiración, determinando el principio y el final del ciclo. Cada esfuerzo inspiratorio del paciente, que supera la sensibilidad establecida, es asistido por una presión positiva predeterminada.

En algunos respiradores, la válvula es disparada por un descenso en la presión, determinada por la presión negativa generada por el paciente al iniciar el esfuerzo inspiratorio (sensibilidad por presión) y, en otros, el inicio del ciclo está establecido por los cambios de flujo en la vía aérea del paciente (sensibilidad por flujo).

Se diferencia de la modalidad A/C en que el niño controla el inicio y el final de la inspiración (el *trigger* espiratorio se desencadena cuando el flujo inspiratorio desciende a un porcentaje asignado respecto el pico máximo de flujo), regulándose así el T_i en cada ciclo. Existe muy poca experiencia clínica y sólo publicaciones con casos aislados. En general, se obtienen T_i más cortos y MAP más bajas. Actualmente, tanto la PSV como otras modalidades de VMC (proporcional asistida o controlada por ordenador) deben ser consideradas en fase de estudio y pendientes de definir sus indicaciones, métodos de aplicación, ventajas y riesgos.[20]

Ventilación de Alta Frecuencia (HFV)
Engloba esta terminología una serie de modalidades ventilatorias que tienen en común la utilización de frecuencias ventilatorias superiores a 60 respiraciones por minuto, lo cual condiciona que el volumen tidal sea inferior al espacio muerto fisiológico del paciente. Los mecanismos de transporte del gas dentro de las vías aéreas parecen ser varios, con una

relación entre sí compleja que varía en función de las frecuencias y de las técnicas de alta frecuencia utilizadas.

Se han descrito diferentes modalidades de ventilación de alta frecuencia:

- Ventilación con presión positiva a alta frecuencia (HFPPV)
- Ventilación Jet a alta frecuencia (HFJV)
- Ventilación oscilatoria a alta frecuencia (HFO)
- Interrupción del flujo a alta frecuencia (HFFI)[21]

Los respiradores que proporcionan VAF oscilatoria pueden generarla mediante un diafragma (Drager Babylog 8000 y Sensor Medics 3100 A) o por medio de un pistón (Dufour OHFI, Humming bird V) o por efecto Venturi (SLE 2000).

Sus indicaciones principales actuales, están en el campo neonatal, en la cirugía traqueo-bronquial y en la ventilación mecánica en fístulas traqueo-bronquiales resistentes a la ventilación mecánica convencional.

En VAFO la distribución del gas es más uniforme y regular que en VMC dependiendo más de la resistencia de las vías respiratorias principales y menos de la compliance alveolar. Además, al utilizar volúmenes estables y menor variación de presión en los ciclos de inflación-deflacción, disminuye el riesgo de Sobredistensión y el peligro de rotura.[20, 21]

El transporte de gases desde los alvéolos al exterior y viceversa en VAFO, es el resultado y combinación de, al menos, 5 mecanismos diferentes:

1. La ventilación alveolar directa de las unidades alveolares más cercanas a las vías aéreas principales.

2. El fenómeno de Pendelluft o mezcla interregional de gases. Debido a las diferentes constantes de tiempo que pueden existir entre unidades alveolares vecinas, el llenado y vaciado de las mismas con asincronismo en el tiempo permite paso de gas de las unidades lentas a las rápidas y viceversa según el ciclo respiratorio.

3. La dispersión convectiva axial. Los perfiles de velocidad del gas en las vías respiratorias son asimétricos, acentuándose en las bifurcaciones bronquiales, presentando unos perfiles inspiratorios más alterados que los espiratorios.
La presencia de turbulencias aumentadas produce un elevado grado de mezcla de gases.

4. Ley de Taylor o de la dispersión aumentada. La dispersión de un gas es la resultante de la interacción de su perfil de velocidad axial y su difusión exterior. A frecuencias altas se produce dentro de la columna de gases un flujo turbulento que conlleva una gran mezcla de gas entre el flujo central y el lateral.

5. La difusión molecular. Se trata del transporte de gas producido por la difusión de las moléculas de O2 y CO2 a través de la membrana alveolo-capilar por efecto de los diferentes gradientes de presión.

No se conoce bien la contribución de cada uno de estos mecanismos en el intercambio de gases, pero está demostrado que la VAFO es un método ventilatorio capaz de realizar un correcto intercambio de gases en el recién nacido con fallo respiratorio.[22]

Estrategias Ventilatorias

- Una relación mutua compleja existe entre el ventilador, los valores de gases en la sangre, las características mecánicas del sistema respiratorio, y los esfuerzos respiratorios espontáneos del infante. Aunque a menudo se enfoca la atención en el efecto de ventilador en los gases de sangre, los cambios del ventilador pueden alterar agudamente a las mecánicas pulmonares). Los cambios en la PEEP afectan la compliance) o crónicamente (predisponiendo a la lesión pulmonar). Los cambios del ventilador también pueden afectar la respiración espontánea.[23]
- Una comprensión de la fisiopatología básica del desorden respiratorio subyacente es esencial para perfeccionar la estrategia ventilatoria. El objetivo es un intercambio de gases adecuado sin dañar los pulmones; la última meta es un niño saludable sin enfermedad del pulmón crónica.

- Los cambios en la PIP afectan tanto la PaO2 (alterando el MAP) y la PaCO2 (por sus efectos en el volumen tidal y así, en la ventilación alveolar). Por consiguiente, un aumento en la PIP mejora la oxigenación y disminuye la PaCO2. El uso de una PIP alta puede aumentar el riesgo de volutrauma con las resultantes goteras aéreas y DBP; así, la cautela al usar niveles altos de PIP es importante. El nivel de PIP requerido en un infante depende grandemente de la compliance del sistema respiratorio.
- Un indicador clínico útil de una PIP adecuada es el levantamiento del pecho con cada respiración que no debe ser mucho más de la expansión del pecho con la respiración espontánea. Mientras los sonidos de la respiración ausentes pueden indicar una PIP inadecuada (o un TET bloqueado y/o cambiado de sitio o incluso un funcionamiento defectuoso del ventilador), la presencia de sonidos respiratorios no es muy útil para determinar la PIP óptima. Los sonidos adventicios, como los estertores, indican a menudo trastornos del parénquima pulmonar asociados con la pobre complacencia (requiriendo una PIP más alta), mientras los sibilantes indican a menudo una resistencia aumentada (afecta la constante de tiempo).[24]
- Los bebés con enfermedad pulmonar crónica tienen a menudo enfermedad pulmonar no homogénea, llevando a una compliance variable de las diferentes regiones del pulmón y, por consiguiente, difiriendo los requisitos de la PIP. Esto responde parcialmente de la coexistencia de atelectasia e hiperinflación en el mismo pulmón. [23]
- Una PEEP ayuda a prevenir el colapso alveolar, mantiene el volumen pulmonar al final de la expiración, y mejora la relación V/Q. Los aumentos en la PEEP normalmente incrementa la oxigenación y se asocia con los aumentos en el MAP. Sin embargo, en los infantes con SDR, una PEEP muy elevada (>5-6 centímetro H20) no puede mejorar la oxigenación más allá y, de hecho, puede disminuir el retorno venoso, rendimiento cardíaco, y el transporte de oxígeno. Los niveles altos de PEEP también pueden disminuir la perfusión pulmonar aumentando la resistencia vascular pulmonar. Reduciendo la presión delta (la amplitud), (la PIP menos la PEEP), una elevación de la PEEP puede disminuir el volumen tidal y aumentar la PaCO2.Mientras la PIP y la PEEP incrementan el MAP y puede

mejorar la oxigenación, ellos normalmente tienen los efectos opuestos en la PaCO2.

- Un tiempo inspiratorio alargado aumenta el riesgo de neumotórax. Acortando el tiempo inspiratorio es ventajoso durante el destete ventilatorio. En un ensayo aleatorizado la limitación del Ti a 0,5 segundos, en lugar de un segundo, produjo una duración significativamente más corta del destete. Por contraste los pacientes con enfermedad pulmonar crónica pueden tener una constante de tiempo prolongado. En estos pacientes, un tiempo inspiratorio más largo cerca de (0,8 segundos) puede eliminar el volumen tidal y la eliminación adecuada de CO2.
- Los cambios exclusivos en la frecuencia (con una proporción de I/E constante) normalmente no alteran la MAP ni sustancialmente alteran la PaO2 .Cualquier cambio en el tiempo inspiratorio que acompaña los ajustes de frecuencia pueden cambiar la forma de presión de la vía aérea y así pueden alterar la MAP y la oxigenación.
- Aunque una incidencia disminuida de DBP con el uso de proporciones de I/E invertidas puede ser posible, un ensayo aleatorizado reveló sólo reducciones en la duración de la concentraciones altas de oxígeno inspirado alto y en la exposición a la PEEP con las proporciones de I/E invertidas, sin diferencias en morbilidad o mortalidad. Los cambios en la proporción de I/E normalmente no alteran el volumen tidal, a menos que los tiempos espiratorios e inspira torios se vuelvan relativamente demasiado cortos. Así, la eliminación del CO2 normalmente no se altera por los cambios en la proporción de I/E.
- Los cambios en la FiO2 alteran la presión de oxígeno alveolar y así, la oxigenación. Debido a que la FiO2 y el MAP determinan la oxigenación, ellos pueden ser equilibrados como sigue:
- Durante el apoyo creciente, primero el aumento FiO2 hasta las aproximadamente 0.6-0.7, cuando se garantizan aumentos adicionales en el MAP.
- Durante el destete, primero la disminución FiO2 (a aproximadamente 0.4-0.7) antes de reducir el MAP, porque el mantenimiento de un MAP apropiado puede permitir una reducción sustancial en la FiO2.[24]

- **Hipoventilación Provocada**

Hay algunas situaciones clínicas en las que para alcanzar el objetivo de normoventilación mediante la ventilación mecánica, se precisa establecer una ventilación tan agresiva, que nos lleva a someter al paciente a un riesgo ventilatorio (barotrauma, interferencia hemodinámica). Ante ello se ha propuesto una estrategia conservadora, de lograr una ventilación suficiente, que mantenga el medio interno en niveles de $PaCO_2$ aceptable, evitando una VM agresiva. Esta técnica se conoce como hipoventilación provocada o hipercapnia permisiva y consiste en la reducción del volumen tidal (hasta valores de 5 ml/Kg) y limitando los picos de presión por debajo de 30 cm de H_2O. En la hipoventilación provocada se admiten valores de $PaCO_2$ moderadamente altos (hasta 70 cm de H_2O).[25]

Modalidades Ventilatorias Infrecuentes

- Ventilación por Marcapasos Diafragmáticos.
- Ventilación por supresión brusca de la presión en la vía aérea
- Oxigenación Apneica.
- Ventilación Apneica por flujo continuo
- Ventilación Líquida

Después que se establecieron los principios de Intermittent Mandatory Ventilation (IMV) en 1955, otros autores reportaron el uso de la IMV (Intermittent Mandatory Ventilation) en 1972 en niños y luego en adultos, introduciéndola en la práctica clínica, después se perfeccionó este concepto en 1977 al describir la MMV (Maxim Mandatory Ventilation). Desde el 1971 ha sido descrita la ventilación con relación I: E inversa y Fuelihan la uso por primera vez en la ventilación del ARDS, también en el 1976 Piehl y Brown describen la ventilación prona en terapia Intensiva y en ese mismo año se reporta el uso de la $ECCO_2R$ (Extracorporeal CO_2Removal) y se aplica por primera vez la ILV (Independent Lung Ventilation) a un caso de Terapia Intensiva.[25, 26]

La década del 80 comienza con la aplicación de los principios de apoyar cada intento de respiración espontánea del paciente con una presión preseleccionada o presión de soporte que fueron enunciados en 1962, lo cual facilitó la utilización de un importante nuevo modo de ventilación la Presión de Soporte (PSV) en 1982, que rápidamente se disemina y se establece por todo el mundo, esta modalidad surge de los conceptos de la PCV y también a partir de esta última surgen la BIPAP (1989), la BiPAP (Respironics 1989) la APRV (Airways Pressure Release Ventilation) Downs

(1987) y VCPR (Volumen Control con Presión regulada a inicios de los 90), esta última al igual que la VA (Volumen Asistido) aparece al comienzo de la década de los 90 en los Ventiladores Servo 300 y más tarde en los Servo y en otros ventiladores; también en esta década de los 80 se describe el daño que el volumen corriente alto ocasionan a los pulmones y acuña el termino Volutrauma, que se añade a los ya conocidos de Barotrauma y Atelectrauma, de igual forma queda descrita en 1990 la llamada hipercapnia permisiva, que jugara su rol en las futuras técnicas de ventilación protectora; con el uso de la Tomografía Computadorizada para evaluar los efectos de la PEEP sobre el reclutamiento alveolar. Esta década de los 80 permitió la introducción en Cuba de la CPAP a punto de partida de los trabajos del autor durante su estancia en París y el comienzo y desarrollo de la Ventilación No Invasiva (VNI), usando este modo de ventilación en terapia Intensiva, antes de que la VNI comenzara a difundirse y aplicarse en distintos usos.[26]
Quizás el más importante avance en la ventilación mecánica en la década de los 90, sea la descripción en 1998 de las técnicas de Ventilación Protectora como medio para reducir la mortalidad en el ARDS, lo cual después de discrepancias iniciales fue finalmente demostrada y hoy recomendada en todo el mundo por el estudio ARDS Net publicado en el salto de siglo; en esta propia década se profundizó en el conocimiento del Biotrauma pulmonar y se expandieron enormemente los estudios sobre el daño pulmonar inducido por la ventilación (VILI o VALI); esta fue también una época de incorporación de los avances de la electrónica en los diseños de los ventiladores y ya comenzó a mejorarse notablemente el monitoraje de la ventilación mecánica, mediante el uso de sensores de flujo y microchips especializados, que llevan incluso a la aparición de ventiladores inteligentes.[27]

Un nuevo modo de ventilación la Ventilación Asistida Proporcional (PAV) se desarrolla en 1992 y por último ya desde los estertores del siglo XX hasta la época actual los trabajos predominantes de Sinderby y Navalesi juntos o separados han llevado a la aparición del ultimo modo de ventilación existente el NAVA (Neurally Adjusted Ventilation Assist) incorporado ya a los ventiladores Servo i de la Maquet sueca y que está ahora en fase de implementación clínica con el prometedor objetivo de mejorar notablemente la interacción paciente ventilador. También se ha estado trabajando experimentalmente en animales, sobre todo en un nuevo modo de Ventilación que ellos han llamado Ventilación Biológicamente Variable (VBV), usando un ventilador inteligente y variando los aportes de volumen en cada respiración según las mediciones y cálculos en cada respiración que hace el ventilador, este nuevo modo aún no ha pasado a la fase clínica de la investigación y habrá que esperar por sus resultados.[26, 27]

Complicaciones de la ventilo-terapia

1. Enclavamiento del tubo traqueal en el bronquio principal derecho
Existirá hipoventilación del hemitórax izquierdo, con tendencia a la atelectasia masiva, si no se soluciona pronto. Retirar la cánula hasta que se compruebe una similar ventilación en ambos hemitórax.

2. Obstrucción de la cánula ET por mocos o sangre. Practicar aspiración endotraqueal. Puede ser necesaria la introducción previa de suero fisiológico. En casos extremos, que no se solucionen con maniobras de aspiración, será necesario el recambio de la cánula traqueal.

3. Escape aéreo (enfisema intersticial, neumotórax, neumomediastino, enfisema subcutáneo). Para prevenir su aparición es imprescindible comprobar que la situación de la cánula endotraqueal sea correcta y evitar que el niño "luche" contra el respirador, empleando la sincronización y con una sedación necesaria. Si ya ha aparecido, se tratará con las medidas terapéuticas habituales (tratamiento postural, alta frecuencia, toracocentesis con aspiración, etc.).

4. Bronconeumonía. Su prevención no se basa en la profilaxis antibiótica, sino en procurar la máxima asepsia en el tratamiento de estos niños (aspiración endotraqueal cuidadosa, cambio de tubuladuras y humidificador) y en un seguimiento clínico, radiológico y analítico (pauta de "riesgo de infección" y *cultivo de aspirado endotraqueal periódico*) que permita un diagnóstico lo más precoz posible. La sospecha de infección bacteriana obliga a la cobertura antibiótica de gérmenes gramnegativos, según la epidemiología y características de cada unidad. No debe olvidarse descartar la presencia de *Cándida*sp. como agente causal del cuadro infeccioso, sobre todo en pacientes crónicos con antecedentes de antibioterapia.

5. Enfermedad pulmonar crónica (EPC/DBP). Enfermedad relacionada con la inmadurez pulmonar y otros factores (oxigenoterapia, barotrauma-volutrauma, infección, persistencia del conducto arterioso, etc.) desencadenantes de una respuesta pulmonar inflamatoria anómala. Su profilaxis estriba en líneas generales en acortar al máximo posible la duración de la VMC y prevenir o tratar de manera precoz los factores desencadenantes anteriormente señalados.[28]

Cuidados de enfermería del niño ventilado

1. Aspiración endotraqueal. No se recomiendan las aspiraciones rutinarias. La frecuencia estará indicada, al menos inicialmente, por la auscultación de roncos, desacoplamiento con el respirador o empeoramiento de los gases, que no puedan ser relacionados con otras causas. Debe realizarse antes de administrar surfactante y evitarse en las 2 h siguientes. Antes de la maniobra, se utilizan sistemas abiertos, aumentar la FiO_2 el 10 %. El diámetro de la sonda de aspiración no superará la mitad y como máximo las dos terceras partes del diámetro interno del tubo endotraqueal. Con técnica estéril, se introduce sin aspirar hasta 0,5-1 cm por debajo del extremo distal del tubo traqueal, sin llegar a la carina. La sonda se retira aspirando con una presión negativa de 60-100 mmHg. La duración total de la aspiración no debe superar los 10 segundos. Si las secreciones son espesas, se aconseja la introducción previa de suero salino fisiológico (0,25-0,5 ml) a través del tubo traqueal, conectando de nuevo el respirador para proporcionar ciclos (durante 1 min) antes de realizar la aspiración. La aspiración del tubo traqueal debe ser realizada por personal entrenado. En niños muy inestables puede ser recomendable utilizar sistemas cerrados para evitar pérdida de presión durante la aspiración. Debe mantenerse la monitorización continua e interrumpir la maniobra para recuperar al paciente, si la SaO_2 es < 80 %.

2. Fisioterapia respiratoria. Su aplicación sistemática se ha relacionado con una mayor incidencia de secuelas neurológicas en recién nacidos pretérmino; por lo tanto, su indicación debe ser valorada de modo individual. Puede ser útil, junto con cambios posturales, para facilitar la movilización de secreciones y el drenaje bronquial, previo a la aspiración de secreciones en niños con atelectasias persistentes y/o secreciones espesas, cuando se prolonga la duración de la VMC. Mientras se realiza la fisioterapia, debe continuar la monitorización y deben modificarse, si es preciso, los parámetros del respirador para evitar el deterioro del niño.

3. *Humidificación.* Los gases inspiratorios deben ser siempre humidificados y calientes (37 °C). Hay diferentes tipos de humidificadores (generadores de temperatura o filtros impermeables a la humedad y el calor del gas espirado). El déficit de humedad y temperatura facilita la aparición de tapones de moco, atelectasia y traqueo-bronquitis necrosante.

4. *Analgesia/sedación.* La necesidad de una sedación sistemática es cuestionable. Sin embargo, debe evitarse la "lucha" del niño con el respirador. El acoplamiento puede intentarse mediante ventilación sincronizada o usando FR adecuadas a cada niño (a más inmadurez más FR). Si no se consigue la adaptación, pueden ser útiles fármacos como el fentanilo en bolo (1-2 m g/kg) o perfusión continua (1-2 m g/kg/h), o el midazolam en bolo (0,2 mg/kg) o perfusión continua (0,06 a 0,1 mg/kg/h), solos o asociados. Sólo de forma excepcional puede ser necesaria la cura, con vecuronio o pancuronio en perfusión continua (0,05-0,2 mg/kg/h) o 0,1 mg/kg/dosis cada 1-3 h.[29]

Extubación

La retirada de la VM define el proceso que permite el paso de la VM a la ventilación espontánea. Como todo proceso, se distinguen en él varias fases: fase de partida o de soporte ventilatorio total; fase de transición o de soporte ventilatorio parcial y fase final o extubación. No todos los pacientes deben pasar por todas las fases del proceso, ya que en determinados casos es posible pasar de la fase de soporte total casi directamente a la extubación.[30]

Como norma general, será posible aplicar una retirada rápida de la VM en pacientes con una patología aguda ya resuelta y que han recibido un soporte ventilatorio de corta duración. Por otro lado, pacientes con patología aguda muy grave, patología aguda "cronificada" y/o soporte ventilatorio muy prolongado o complejo precisarán una retirada gradual o lenta de la VM. Así, los principales determinantes de la duración de la retirada del soporte ventilatorio son el tipo de enfermedad que motivó la VM y la duración de la propia VM. En general, la rapidez del descenso de la asistencia respiratoria debe ser inversamente proporcional a la duración de la VM.

Es práctica habitual mantener un período mínimo de 4-6 h de dieta absoluta tras retirar el tubo traqueal, para minimizar el riesgo de aspiración. La monitorización y la vigilancia clínica deben continuar en las horas siguientes observando el patrón respiratorio. La valoración de estos datos indicará la necesidad y el intervalo de tiempo más adecuado para realizar una gasometría y/o una radiografía de tórax después de la extubación. La fisioterapia respiratoria puede estar indicada en casos de DBP, atelectasias o tapones de moco, pero siempre de modo individualizado.[31]

DISEÑO METODOLÓGICO

Se realizó un estudio descriptivo con diseño observacional, y elementos de enfoque cualitativo y cuantitativo, se trabajó con el universo de pacientes, siendo el 100% de los neonatos ventilados, atendidos en la Unidad de Cuidados Intensivos Neonatales del Hospital Universitario Ginecobstétrico «Mariana Grajales» de Santa Clara durante el período enero 2018 a diciembre 2019 y consta de 172 pacientes.

Etapas del estudio

El estudio se llevó a cabo en tres etapas:

En la etapa 1 se realizó una amplia revisión bibliográfica del tema, sintetizando la información en busca de determinar los fundamentos teóricos, para conocer la temática investigada, sus antecedentes y tendencias actuales. Con el fin de seleccionar los aspectos significativos para el logro de los objetivos de la investigación. La cual se continuó llevándose a cabo durante todo el proceso investigativo.

En la etapa 2 para el logro de los objetivos propuestos se utilizó como instrumento:

1. Observación Documental (revisión de historias clínicas individuales): se utiliza este instrumento para la obtención de la información del 100% delos neonatos ventilados atendidos en el Hospital Mariana Grajales, características socio-demográficas y clínicas de interés, para lo cual se confeccionó un formulario, su objetivo fue conocer las características dichos pacientes. Se realizaron preguntas con diferentes incisos, en su mayoría cerradas para facilitar el procesamiento de la información, las mismas recogieron los datos necesarios para el estudio.

2. Nos apoyamos en el método de la observación.

3. Recolección de los datos: identificación de las diferentes fuentes de información solicitándolo a las instituciones, organizaciones y organismos pertinentes.

Estos datos fueron procesados con estadígrafos apropiados para su descripción y presentados a través de tablas. De enero de 2018, a mayo de 2019.

<u>En la etapa 3</u> se realizó el análisis y la discusión de los resultados obtenidos, y se elaboró el informe final, comparándose los mismos con estudios nacionales e internacionales, llegándose a conclusiones. De junio a septiembre de 2019.

Procesamiento y análisis

Todos los datos obtenidos fueron introducidos en una microcomputadora X2 Dual-Core, HP Pavilion, con ambiente de Windows XP y llevados a una base de datos.

Se manejará el paquete estadístico SPSS (Statisfical Package for the Social Scieces) versión 13.0 para Windows, en la confección de la base de datos y el procesamiento de la misma. Los textos se procesaron con Word XP, y las tablas se realizaron con Excel XP, para el análisis estadístico se utilizaron métodos porcentuales exponiendo los resultados en cuadros de distribución de frecuencia absoluta y datos de asociación.

Además, se utilizó la prueba de Chi cuadrado para determinar independencia entre variables cualitativas y bondad de ajustes, para comparar proporciones determinando los estadígrafos correspondientes y su significación asociada (p), teniendo en cuenta el criterio que:

- $p > 0{,}05$ No existen diferencias significativas
- $p \leq 0{,}05$ Existen diferencias significativas
- $p \leq 0{,}01$ Existen diferencias altamente significativas

Consideraciones éticas

Se cumplió con los principios de la ética en la investigación científica:

Principio del respeto/ autonomía: No solicitar consentimiento informado ya que el diseño de la investigación respondió a un estudio descriptivo, solamente se recopiló información de fuentes secundarias, y se publicó el resultado final del grupo no haciendo referencia a los datos individuales de cada paciente.

Principio de la beneficencia/ no maleficencia: tuvo como beneficio la obtención del conocimiento científico sobre el comportamiento del neonato con sepsis neonatal grave, no ocasionando daños al paciente ya que no se manipuló el factor en estudio.

Operacionalización de las variables

Variable peso al nacer:
Clasificación: Cuantitativa continua.
Conceptualización: Se consideró la primera medida del peso en gramos tomada después del nacimiento.
Escala de medición:

- Menos de 1500 gramos
- Entre 1500- 2499 gramos
- 2500 y más

Variable sexo:
Clasificación: Cualitativa nominal dicotómica.
Conceptualización: Condición biológica que permite definir a una persona según su género.
Escala de medición:

- Masculino
- Femenino

Variable tipo de parto:
Clasificación: cualitativa nominal dicotómica.
Conceptualización: Se consideró si el parto fue normal, o si se utilizó fórceps o fue a través de una técnica quirúrgica.
Escala de medición:

- Eutócico(parto transvaginal que inicia y concluye de forma espontánea)

- Distócico(parto que requiere instrumentación o intervenciones quirúrgicas para su correcta finalización, así como posiciones anómalas)

Variable edad gestacional al momento del parto:
Clasificación: cuantitativa continua.
Conceptualización: Se consideró el número de semanas de gestación en el momento del parto.
Escala de medición:

- <30 semanas
- De 30 a 36,6 semanas
- ≥ 37 semanas

Variable causa de la ventilación mecánica:
Clasificación: Cualitativa nominal politómica.
Conceptualización: Se consideró la causa principal que llevó a la necesidad de la ventilación artificial.
Pulmonar

- Edema pulmonar
- Bronconeumonía connatal
- Enfermedad de la membrana hialina
- Síndrome de aspiración meconial
- Apnea
- Hemorragia pulmonar

Extra-Pulmonar

- Sepsis neonatal
- Encefalopatía hipóxico-isquémica
- Depresión severa al nacer
- Anomalías congénitas
- Convulsión
- Bloqueo aéreo
- Hipertensión pulmonar persistente del recién nacido idiopática

Variable morbilidad seleccionada:
Clasificación: Cualitativa nominal politómica.

Conceptualización: Se consideró las enfermedades relacionadas con el paciente alrededor del nacimiento.
Escala de medición:
Sistema Íctero y hematológico

- Íctero fisiológico agravado
- Anemia

Trastornos metabólicos y del equilibrio ácido-base

- Hipoglicemia
- Hiperglicemia
- Hipocalcemia
- Acidosis metabólica

Sepsis neonatal

- Sepsis connatal y adquirida

Aparato cardiovascular

- Persistencia del conducto arterioso
- Hipertensión pulmonar persistente secundaria

Neurológico

- Hemorragia intracraneal
- Convulsiones

Anomalías congénitas

- Cardiopatías congénitas

Otras

- Trauma al nacer

Variable modalidad ventilatoria:
Clasificación: cualitativa nominal politómica.
Conceptualización: Se consideran las opciones de asistencia ventilatoria que fueron necesarias para la sobrevida de estos neonatos.
Escala de medición:

VMNI (Ventilación mecánica no invasiva)

- CPAP nasal (se consideró la presión positiva continua de la vía aérea, en la ventilación no invasiva)

VMI (Ventilación mecánica invasiva)

- SIMV (se consideró la modalidad de ventilación invasiva: ventilación mandatoria intermitente sincronizada)
- Presión Soporte (se consideró la modalidad de ventilación invasiva: presión-soporte)
- VAFO (se trata de la ventilación por alta frecuencia oscilatoria)
- CMV (se trata de la ventilación mandatoria controlada)

Variable estado clínico al nacer:

Clasificación: Cualitativa nominal politómica.

Conceptualización: Se consideró si tuvo algún grado de depresión al nacer, o no. Se utilizó para su definición el puntaje de Apgar.

- Depresión neonatal severa (Apgar<7 a los 5 minutos)
- Depresión neonatal moderada (Apgar ≤3 en el primer minuto, que se recuperó ≥7 a los 5 minutos)
- Depresión neonatal ligera (Apgar >3 y <7 al minuto y ≥7 a los 5 minutos)
- Normal (Apgar ≥ 7 al minuto y a los 5 minutos)

Variable estadía en la ventilación mecánica:

Clasificación: Cuantitativa continua.

Conceptualización: Se considera el número de días que estuvo el neonato con necesidad de asistencia ventilatoria.

Escala de medición:

- ≤ 3 días
- De 4 a 7 días
- ≥ 8 días

Variable estadía hospitalaria:

Clasificación: Cuantitativa continua.

Conceptualización: Se considera el número de días que estuvo hospitalizado el paciente hasta su alta médica.

Escala de medición:

- ≤10 días
- De 11 a 29 días
- ≥ 30 días

Variable complicaciones de la ventilación mecánica:
Clasificación: cualitativa nominal politómica.
Conceptualización: Se consideró las complicaciones tempranas y tardías que presentó el paciente como resultado de la asistencia ventilatoria.
Escala de medición:

- Tempranas (Bloqueo aéreo, trastornos hemodinámicos, atelectasia)
- Tardías (Neumonía asociada a la ventilación, displasia broncopulmonar, retinopatía de la prematuridad)

Variable apoyo ventilatorio a la extubación:
Clasificación: cualitativa nominal politómica.
Conceptualización: Se consideró la modalidad de asistencia ventilatoria aplicada al paciente luego de la extubación.
Escala de medición:

- Puntas nasales de Alto Flujo
- Casco cefálico
- Apoyo con CPAPn

Variable estado al egreso:
Clasificación: cualitativa nominal dicotómica.
Conceptualización: Se consideró si falleció el paciente o hubo una sobrevida.
Escala de medición:

- Vivo
- Fallecido

Variable: causa del fallecimiento:
Clasificación: cualitativa nominal.
Conceptualización: Se consideró la causa principal de defunción según Clasificación Internacional de Enfermedades CEI-10.

ANÁLISIS DE LOSRESULTADOS

En los años 2018 y 2019, en el Hospital Universitario Gineco-Obstétrico "Mariana Grajales" de Santa Clara, nacieron vivos 10 234 pacientes, de ellos 172 requirieron asistencia ventilatoria, para un índice de 1.7 por nacidos vivos y de 48.8 ventilados por ingresos en Unidad de cuidados intensivos neonatales. Como se observa en la TABLA 1.

Tabla 1: Incidencia de los recién nacidos ventilados 2018-2019

		Nacidos Vivos	NV Ingresados en UCIN	NV Ventilados	Índice de ventilados x NV	Índice de ventilados x ingresos
Años	**2018**	5180	185	97	1.9	52.4
	2019	5054	167	75	1.5	44.9
Total		10 234	352	172	1.7	48.8

Fuente: Departamento de Estadísticas.
NV= Nacidos vivos

Observe que en la TABLA 2 fueron más frecuentes los neonatos con bajo peso al nacer, con un **53.5%,** mientras que el 46.5 % fue normopeso. Del grupo muy bajo peso se encontró un 24.4 %. De ellos, pertenecieron al sexo masculino 106 pacientes (61.6 %) y al sexo femenino 66 neonatos, para un 38.4 por ciento.

Tabla 2: Peso según sexo

Sexo / Peso (gramos)	FEMENINO		MASCULINO		Total	
	N°	%	N°	%	N°	%
<1500	18	10.5	24	13.9	42	24.4
1500-2499	17	9.9	33	19.2	50	29.1
Subtotal	35	20.4	57	33.1	92	**53.5**
≥ 2500	31	18.0	49	28.5	80	**46.5**
Total	66	38.4	106	61.6	172	100.0

Fuente: Datos del estudio

De los nacimientos en la población de estudio, una mayoría (57.5%) ocurrió antes de las 37 semanas de edad gestacional (TABLA 3).

Mientras que los grupos diferenciados por los rangos, el menor de 30 semanas de edad gestacional presentó un 16.2 % del total de casos, el de 30 a 36.6 semanas un 41.3 % y el de mayores de 37 semanas un 42.5 %.

Se hallaron porcentajes similares (6.3), de ventilados por VAFO, tanto en los pretérminos como en los a término.

Hubo una media para la edad gestacional de 34.5 semanas, una mediana de 35 semanas y una desviación estándar de 3.6 semanas.

Tabla 3: Edad gestacional según modalidad ventilatoria

Modalidad ventilatoria / Edad gestacional	NO INVASIVA		INVASIVA		Total		De ellas VAFO	
	No	%	No	%	No	%	No	%
<de 30 semanas	4	2.3	24	13.9	28	16.2	4	2.3
30 a 36,6 semanas	17	9.9	54	31.4	71	41.3	7	4.0
Subtotal	**21**	**12.2**	**78**	**45.3**	**99**	**57.5**	**11**	**6.3**
≥ 37 semanas	15	8.7	58	33.8	73	42.5	11	6.3
Total	36	20.9	136	79.1	172	100	22	12.8

Fuente: Datos del estudio
EG: Edad Gestacional
Estadígrafos evaluados (edad gestacional): Media: 34.5 Mediana: 35 DS: 3.6

Se observó que la mayoría de los nacimientos ocurrieron por parto distócico, con 101 pacientes, para un 58.7 % y el grupo más representativo requirió ventilación mecánica invasiva, para un 79.0%. (TABLA 4 y FIGURA 1),

A pesar de que en ambos tipos de ventilación predominó el parto distócico, fue más elevado su porciento en la ventilación no invasiva (12.8), con respecto al parto eutócico (8.2). Existió una relación muy significativa entre ambos grupos (p ≤0,01).

Tabla 4: Vía del parto según tipo de ventilación

TIPO DE VENTILACIÓN	VÍA DEL PARTO Eutócico		VÍA DEL PARTO Distócico		Total	
	No	%	No	%	No	%
Invasiva	57	33.1	79	45.9	136	**79.0**
No invasiva*	14	8.2	22	12.8	36	21.0
Total	71	41.3	101	58.7	172	100.0

Fuente: Datos del estudio* $x^2=19,61\ p=0,00$

Figura 1: Vía del parto según tipo de ventilación

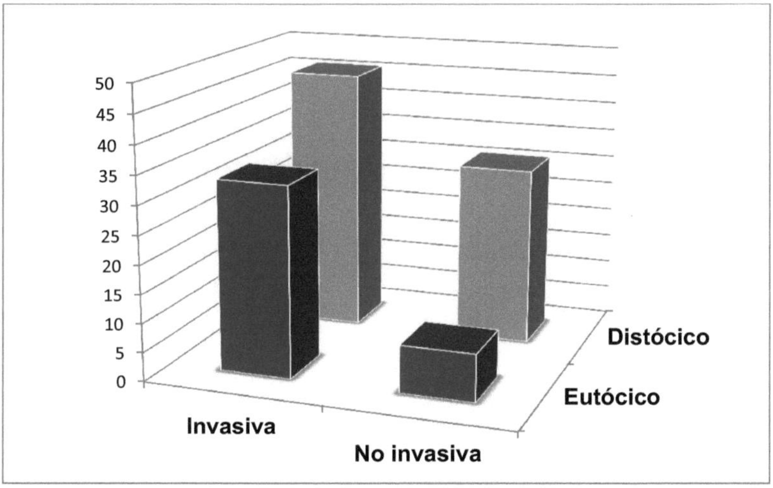

Fuente: Tabla 4

Las causas que llevaron a la ventilación mecánica fueron en su mayoría de etiología pulmonar (54.6 %), según muestra la TABLA 5. Sin embargo la causa individual de mayor frecuencia encontrada fue la sepsis generalizada (18.6%).

Dentro de las causas pulmonares fue significativo el edema pulmonar, con un 18.0 %, seguido de la bronconeumonía connatal (15.1 %). La enfermedad de la membrana hialina fue de un 9.9 % y el síndrome de aspiración meconial de un 8.1 %. La apnea (2.3 %) y la hemorragia pulmonar (1.2 %), fueron menos frecuentes.

En cuanto a las causas extra-pulmonares, seguido de la sepsis generalizada se encontró la encefalopatía hipóxico-isquémica, con un 10.5 %, luego la depresión severa al nacer (4.7 %) y las anomalías congénitas (4.1 %), y en menor número la convulsión (2.9 %), el bloqueo aéreo (2.3 %) y la hipertensión persistente del recién nacido (2.3 %).

Tabla 5: Causas que llevaron a la ventilación

Causas que llevaron a la ventilación	No	%	No	%
PULMONARES				
Edema pulmonar	31	18.0	94	54.6
Bronconeumoníaconnatal	26	15.1		
Enfermedad de la membrana hialina	17	9.9		
Síndrome de aspiración meconial	14	8.1		
Apnea	4	2.3		
Hemorragia pulmonar	2	1.2		
EXTRA-PULMONARES				
Sepsis neonatal	32	18.6	78	45.4
Encefalopatía hipóxico-isquémica	18	10.5		
Depresión severa al nacer	8	4.7		
Anomalías congénitas	7	4.1		
Convulsión	5	2.9		
Bloqueo aéreo	4	2.3		
HPPRN idiopática	4	2.3		
Total			172	100.0

Fuente: Datos del estudio

HPPRN: Hipertensión pulmonar persistente del recién nacido

Representada en la TABLA 6, en la morbilidad seleccionada de manera general predominó:

Los trastornos metabólicos en primer lugar, se encontró una frecuencia elevada en la población en cuanto a la acidosis metabólica con un 93.6 %y, en segundo lugar, la sepsis neonatal (66.3 %).

El íctero y la anemia también reunieron un porcentaje apreciable con valores de 52.9%y 49.2% respectivamente. De las alteraciones del aparato cardiovascular se observó con mayor representatividad la hipertensión pulmonar persistente del recién nacido (12.8 %) y la persistencia del conducto arterioso presentó un 10.5 %. Las convulsiones ocuparon un 8.7 %, siendo las hemorragias intracraneales un 5.2 %. Las anomalías congénitas se presentaron en un 4.6%. Se observaron traumas al nacer hasta un 17.5 %.

Tabla 6: Morbilidad (seleccionada)

MORBILIDAD (seleccionada)n=172		No	%
Sistema íctero y hematológico	Íctero fisiológico agravado	91	52.9
	Anemia	85	49.4
Trastornos metabólicos y del equilibrio ácido-base	Hipoglicemia	32	18.6
	Hiperglicemia	27	15.7
	Hipocalcemia	48	27.9
	Acidosis metabólica	161	93.6
Sepsis neonatal	Sepsis connatales y adquiridas	114	66.3
Aparato cardiovascular	Persistencia del conducto arterioso	18	10.5
	HPPRN secundaria	22	12.8
Sistema neurológico	Hemorragia intracraneal	9	5.2
	Convulsiones	15	8.7
Anomalíascongénitas	Cardiopatía congénita	8	4.6
Otras	Trauma al nacer	13	7.5

Fuente:Datos del estudio
HPPRN: Hipertensión pulmonar persistente del recién nacido

Nótese en la TABLA 6 y FIGURA 2 que la modalidad ventilatoria más empleada fue la SIMV, con 136 pacientes, para un 39.5%, la presión soporte se observó en un 11.0 %, y la VAFO en un 9.3 %, la modalidad controlada solo se empleó en un 1.7 %. Dentro de la ventilación no invasiva se presentó el CPAP nasal con un 8.1 %.

Se destacó que, hubo un notable incremento en el uso de la VAFO en el año 2019 (9.3 %) con respecto al año 2018 (3.5 %).

Tabla 7: Modalidad ventilatoria según los años de estudio

MODALIDAD VENTILATORIA n=172		Años 2018		2019		Total	
		No	%	No	%	No	%
INVASIVA	SIMV	68	39.5	68	39.5	136	79.1
	Presión Soporte	9	5.2	19	11.0	28	16.3
	VAFO	6	3.5	16	9.3	22	12.8
	CMV	4	2.3	3	1.7	7	4.1
NO INVASIVA	CPAP nasal	37	21.5	14	8.1	51	29.4

Fuente: Datos del estudio

Figura 2: Modalidad ventilatoria según los años de estudio

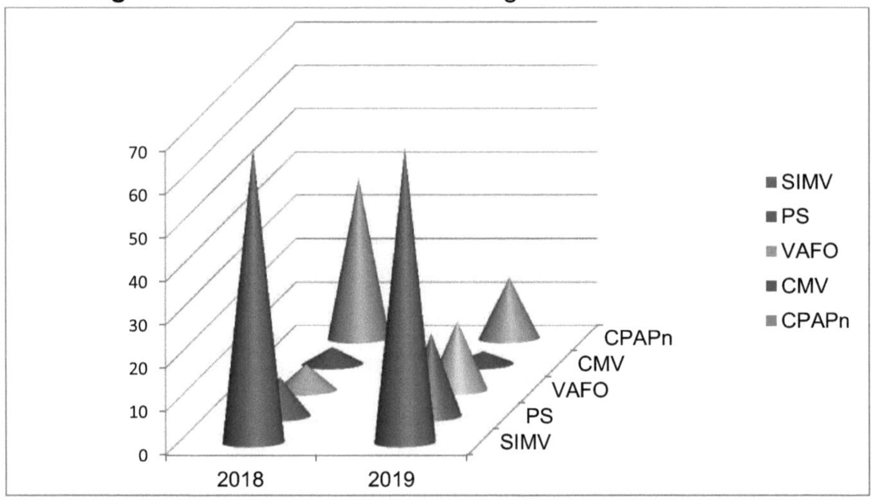

Fuente: Tabla 7

Un gran número de pacientes ventilados presentó un estado clínico normal al nacer, para un 58.7 %, aunque 71 de ellos fueron deprimidos (41.4 %), como se muestra en la TABLA 8.

La estadía en la ventilación fue más frecuente de manera general en el rango de menos de 8 días, con un 54.6 %, dentro de este rango predominó el grupo de 4 a 7 días (37.8 %). Mientras que, llama la atención el grupo que presentó depresión al nacer, pues se encontró que, de ellos, un 26.3% tuvo una estadía en la ventilación de 8 días o más.

Tabla 8: Estadía en la ventilación mecánica según estado clínico al nacer

ESTADÍA EN LA VENTILACIÓN	ESTADO CLÍNICO AL NACER				Total	
	NORMAL		DEPRIMIDO			
	No	%	No	%	No	%
≤ 3 días	25	14.5	4	2.3	29	16.8
4 - 7 días	43	25.0	22	12.8	65	37.8
Subtotal	68	39.5	26	15.1	94	**54.6**
≥ 8 días	33	19.2	45	26.3	78	45.4
Total	101	58.7	71	41.4	172	100.0

Fuente: Datos del estudio

En la TABLA 9 encontramos que un mayor número de recién nacidos tuvo una estadía hospitalaria prolongada de 11 a 29 días, con un 43 %, menor o igual a 10 días se encontró un 33.7 % y de igual o más de 30 días hubo un 23.3%. Llama la atención que en el año 2019 el porciento de ingresos menores o iguales de 10 días, reflejó mayor número de pacientes, semejante a los mayores o iguales de 30días.

Tabla 9: Estadía hospitalaria
Fuente: Datos del estudio

Los trastornos hemodinámicos (98.8%) fueron los de mayor frecuencia

ESTADÍA HOSPITALARIA	Años				Total	
	2018		2019			
	No	%	No	%	No	%
≤10 días	23	13.4	35	20.3	58	33.7
De 11 a 29 días	40	23.3	34	19.7	74	43.0
≥ 30 días	12	7.0	28	16.3	40	23.3
Total	75	43.7	97	56.3	172	100.0

encontrada respecto a las complicaciones en la ventilación mecánica, según muestra la TABLA 10. Le siguieron en orden de frecuencia: la atelectasia (14.5 %) y el bloqueo aéreo (11.0 %).

En menos representatividad se hallaron las complicaciones tardías: la displasia broncopulmonar (3.5%), la neumonía asociada a la ventilación (1.7 %) y la retinopatía de la prematuridad (1.2 %).

Tabla 10: Complicaciones de la ventilación mecánica (seleccionadas)

Complicaciones de la ventilación mecánica (n=172)		No	%
TEMPRANAS	Trastornos hemodinámicos	170	98.8
	Atelectasia	25	14.5
	Bloqueo aéreo	19	11.0
TARDÍAS	Displasia broncopulmonar	6	3.5
	Neumonía asociada a la ventilación	3	1.7
	Retinopatía de la prematuridad	2	1.2

Fuente: Datos del estudio

Sobre el apoyo ventilatorio a la extubación (TABLA 11), se observó que, del total de pacientes, un 39 % tuvo necesidad del mismo, fue el más frecuente el uso del casco cefálico con un 22 %, luego se encontró el uso del CPAP nasal con un 16.2%, y por último solo un paciente se post-ventiló con el uso de puntas nasales de alto flujo.

Tabla 11: Apoyo ventilatorio a la extubación

Apoyo ventilatorio a la extubación(n=172)	No	%
CASCO CEFÁLICO	38	22.0
APOYO CON CPAPN	28	16.2
PUNTAS NASALES DE ALTO FLUJO	1	0.6
Total	67	39.0

Fuente: Datos del estudio

En la TABLA 12 y FIGURA 3, se encontró que un 80.2 % de los pacientes egresaron vivos, con una supervivencia general de un 80.0 %.

Nótese que hubo una sobrevida en aquellos que usaron la modalidad ventilatoria de VAFO de un 59%.

Tabla 12: Estado al egreso y supervivencia

	Estado al egreso		De estos usaron VAFO	
	No	**%**	**No**	**%**
VIVOS	138	80.2	13	7.6
FALLECIDOS	34	18.9	9	5.2
Total	172	100.0	22	12.8
Supervivencia (%)	80.0		59.0	

Fuente: Datos del estudio

VAFO: Ventilación por alta frecuencia oscilatoria

Figura 3: Supervivencia según el uso de la VAFO y global

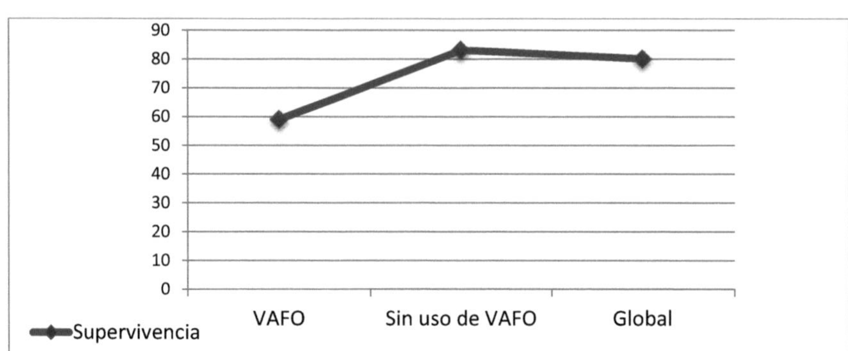

Fuente:Tabla 12

En cuanto a las causas de fallecimiento (Tabla 13), fueron más frecuentes el grupo de las principales afecciones perinatales, con un 47.0 %, mientras que de manera individual la principal causa de muerte fue la sepsis generalizada adquirida (17.7 %).

Con un 14.7 %, le siguió en orden de frecuencia la asfixia-hipoxia, la hemorragia pulmonar y las anomalías congénitas.

Luego el síndrome de aspiración de líquido meconial, la sepsis generalizada connatal y los traumas al nacimiento con iguales porcientos (5.9 %)

Tabla 13: Causas del fallecimiento

Fuente: Datos del estudio

CAUSAS DEL FALLECIMIENTO	No	%	No	%
Principales afecciones perinatales				
Asfixia-Hipoxia	5	14.7	16	47.0
Hemorragia pulmonar	5	14.7		
Trauma del nacimiento	2	5.9		
SAM	2	5.9		
EMH	1	2.9		
HIV	1	2.9		
Otras afecciones perinatales				
Bloqueo aéreo	1	2.9	2	5.9
Displasia broncopulmonar	1	2.9		
Anomalías congénitas			5	14.7
Infecciosas				
Sepsis general adquirida	**6**	17.7	10	29.5
Sepsis general connatal	2	5.9		
Bronconeumonía connatal	2	5.9		
Otras			1	2.9
Total			**34**	**100.0**

SAM: Síndrome de Aspiración Meconial

EMH: Enfermedad de la Membrana Hialina

HIV: Hemorragia Intraventricular

Figura 4: Causas del fallecimiento

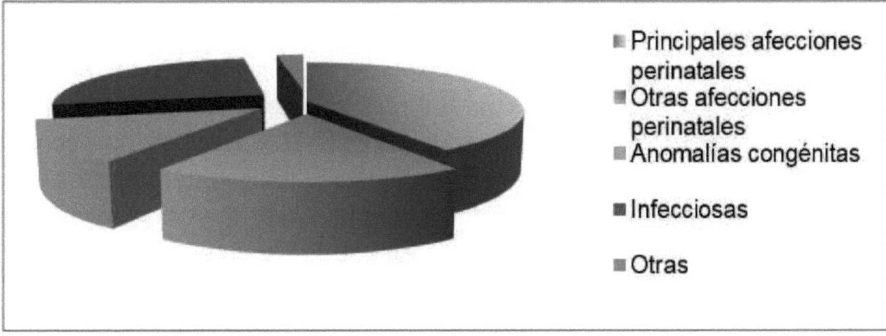

Fuente: Tabla 13

DISCUSIÓN DE LOS RESULTADOS

Anualmente, millones de "recién nacidos" en el mundo presentan algún grado de dificultad respiratoria, que sin tratamiento con asistencia respiratoria artificial se asocia con mortalidad hasta el 100%. Así mismo, la "ventilación mecánica", en efecto, es uno de los grandes logros de la medicina moderna en los cuidados intensivos. Además, en el campo de la "neonatología", su introducción contribuyó de manera oportuna, el aumento de la expectativa de vida en los neonatos.[32]

La "ventilación mecánica", es un procedimiento muy utilizado en las áreas de unidad de cuidados intensivos a nivel mundial.

Los primeros estudios publicados acerca del uso de la misma coinciden con la aparición de las primeras unidades de cuidados intensivos (UCI). En un estudio para analizar el pronóstico de 100 pacientes que precisaron ventilación mecánica Nunn encontró que dicho cohorte de pacientes constituyó el 23.5% de los pacientes ingresados en la unidad. El primer estudio con información acerca de la ventilación mecánica en una población grande de pacientes ingresados en la UCI (Unidad de cuidados intensivos) fue publicado por Knausen 1991, citado por Torre Anca.[33]

La autora encontró un índice de los pacientes ventilados en la UCIN, superiores a los porcientos internacionales. Así mismo sucede en comparación a los resultados que expuso Martínez Lemus[34], en Artemisa, donde el 12,3 % del total de ingresados requirió ventilación mecánica, con un Índice de ventilación de 3,1. Cifras inferiores reportaron Peña[35] y otros en Colombia[36] (22,0 %).

Sin embargo, los recientes estudios muestran una tendencia hacia un aumento en la proporción de pacientes que son ventilados artificialmente. En un estudio realizado en el estado de Ontario (Canadá) se ha estimado que el número de pacientes que requerirán ventilación mecánica para 2026 será 80% mayor que el de los pacientes que fueron ventilados en 2000. Esto representa un crecimiento anual de 2.3% en el periodo de 2000 a 2026.[37]

Se encontraron resultados semejantes a los expuestos por Ferrer Montoya[38], en la provincia de Guantánamo, donde predominó el sexo masculino. En estudio en Guayaquil, en el 2018, López Galán[39], encontró similitudes, teniendo en su población un 53% de neonatos pertenecientes al sexo masculino.

Se concuerda con un estudio en Guanabacoa que mostró que un 54 % de los pacientes del estudio, fueron bajo peso al nacer, seguido de los normopeso(37 %).[40] Lo cual se asemeja también a los resultados mostrados en Matanzas por Robaina Castellanos[41] y a los de un estudio de cohorte prospectivo en el Hospital Civil "Dr. Juan I. Menchaca" de la ciudad de Guadalajara, Jalisco, México.[42]

La autora coincide con lo publicado por Capelli[43], de la unidad de terapia intensiva neonatal del hospital "Prof. Dr. Juan Pedro Garrahan", en Argentina, en relación a que en el período neonatal, los niños presentan importantes limitaciones adaptativas: cardiovasculares, respiratorias y metabólicas, con frecuente y rápida descompensación orgánica, especialmente a menor peso y edad gestacional, lo cual unido a la mayor frecuencia de malformaciones congénitas, explica la elevada frecuencia de la necesidad de asistencia respiratoria mecánica en la etapa neonatal.

La investigadora concuerda con estudios internacionales y nacionales, tales como el de Ramírez Vázquez[44], en la provincia de Granma, quien encontró una edad gestacional promedio de 30-33 semanas; similares resultados son los reportados por Donoso[45] en Chile donde también predominó la edad gestacional de alrededor de 30-33 semanas.

En el año 2019 en la provincia de Guantánamo, el tiempo de gestación en el momento del parto por debajo de las 37 semanas en el grupo de los casos estuvo representado con un 22,7 %.[38] En Guanabacoa se observó que 55 % correspondieron a neonatos pretérminos y la media de edad gestacional fue de 35,9.[40] Igualmente expuso resultados similares Mercado Avilés[46], en la Ciudad de México.

El predominio de los nacimientos por cesárea, señala que algunos cambios que necesariamente deben producirse para lograr una transición adecuada de la vida fetal a la neonatal, se ven afectados por esta causa y ello condiciona los resultados encontrados. Esto puede estar en relación con que, para que se produzca el parto por intervención quirúrgica, generalmente existe un factor de alarma, que puede ir en contra de la estabilidad del producto de la concepción, y por ello no se encuentre en óptimas condiciones al nacer; además puede influir el uso de la anestesia general y la ausencia de los mecanismos fisiológicos del parto que no se activan por esta vía.[47]

Se concuerda con un estudio en Guantánamo donde el tipo de parto clasificado como distócico tuvo mayor número, con un total de 86 recién nacidos pretérmino; en el análisis estadístico de casos-controles el OR de 1,99; un IC 95 % (0,99-3,99) para una p: 0,04 por lo cual la variable tipo de parto distócico fue significativa p<0,05.[46] Así también en Guanabacoa hubo una mayoría de nacidos de parto distócico por cesárea en un 69 %,[40] semejante a lo descrito en Guayaquil en el año 2018.[39]

Se discrepa con un estudio en Guantánamo, donde se encontró que estas fueron: la EMH, seguido del edema pulmonar del pretérmino.[38] Igual sucede con Pupo Portal [40], que describió como la alteración más frecuente de causa de intubación en la UCIN: la depresión respiratoria neonatal, con el 33.3 % de los casos; a continuación, se situó la bronconeumonía connatal, con el 22.7 %; seguido de la enfermedad de membrana hialina, con el 16.7 %.

Se coincide parcialmente con Mercado Avilés[46], que tuvo algunas diferencias en sus resultados, su principal afección que llevó a los pacientes a la asistencia respiratoria mecánica fue la bronconeumonía, con un 54 % de los casos, seguido de la depresión al nacer con un 23 %, luego la sepsis sistémica connatal (13 %) y la Enfermedad de la Membrana Hialina (7 %) en último lugar.

Durante la transición a la vida postnatal, la glucemia en el recién nacido desciende, produciéndose un aumento de las hormonas contrarreguladoras y un descenso de la insulina, que comporta movilización de glucógeno y ácidos grasos. La concentración de glucosa en plasma alcanza su punto más bajo a la hora de vida y se recupera a las 2-4 horas de vida postnatal.[48,49]

Por otra parte, el pH sanguíneo bajo (por debajo de 7.30), representa un incremento en la concentración de hidrogeniones, dado que los ácidos orgánicos que se producen durante el metabolismo se acumulan en la sangre. El desbalance del equilibrio ácido básico es multifactorial y puede obedecer a trastornos tanto metabólicos como respiratorios.[50]

Esto explica que ante cualquier adversidad se descompensen fácilmente los mecanismos reguladores del control del medio interno en el recién nacido, y estos trastornos sean frecuentemente encontrados en los neonatos ventilados.

Se coincide con Ruíz Tellechea[51], en La Habana, y con López Galán[39], en Guayaquil, donde una mayoría de pacientes presentaron trastornos metabólicos.

La ictericia se puede producir por la inmadurez y el retraso en el desarrollo de las vías de conjugación de la bilirrubina, y puede verse agravado por disímiles causas, lo cual puede estar en relación con un descenso progresivo de los hematíes, producido por la hemólisis fisiológica sumada a las extracciones hemáticas repetidas y la comorbilidad que afecta a estos pacientes.[52] Bernardo, [53] presentó valores de un 67% de la presencia de íctero y un 72 % de anemia, en su población de estudio.

La etiología bacteriana (*Estreptococo Agalactiae, Escherichia Coli, Haemophilus Influenzae , Listeria Monocytogenes*, etc.) es la más habitual, pero ante un cuadro clínico compatible y cultivos habituales negativos o antecedentes epidemiológicos sugestivos también debe ser investigada la posibilidad de infección por especies de Cándida, virus de diferentes tipos cada vez más frecuentemente reportados, u otras bacterias menos frecuentes tales como: *Mycoplasma, Chlamydia o Ureaplasma Urealyticum.*[54]Se discrepa con Carbonell García,[55] que presentó un 4.5 % de pacientes portadores de sepsis connatales, mientras que un estudio en Guayaquil encontró un 22 % en su muestra,[39] así como con estudios españoles que demostraron que el 57% de los pacientes presentaron alguna sepsis, dígase congénita o adquirida.[56]

Es susceptible el sistema neurológico durante la ventilación, el recién nacido posee estructuras cerebrales inmaduras (sustancia grls y sustancia blanca), aún en proceso de desarrollo, que lo hacen más frágiles ante las adversidades del parto y procederes invasivos, opina la autora que por esto pueden aparecer con un frecuencia relativa, patologías como las hemorragias intracraneales y las convulsiones.[57] Se discrepa con Carbonell García[55] y Ruíz Tellechea[51], en cuyas poblaciones hubo una mayor presencia de convulsiones.

Investigaciones realizadas en Cuba han evaluado la frecuencia de empleo de las diferentes modalidades de ventilación mecánica en recién nacidos de todas las edades gestacionales, y otros se han focalizado en los resultados a corto y a largo plazo dela ventilación en recién nacidos. Por otra parte, los resultados de investigaciones realizados sobre esta temática en otras latitudes han sido controvertidos.[58]

Aunque no es un concepto nuevo, la Ventilación de alta frecuencia (VAF) ha experimentado un gran desarrollo en los últimos 15 años. Ya en 1915, Henderson observó que los perros podían oxigenarse con Volumen tidal más pequeños que el espacio muerto anatómico.[59] Sin embargo, aunque su uso vio un incremento significativo en los últimos años, aún se emplea generalmente como terapia de rescate, por otra parte, la ventilación mecánica controlada se emplea en aquellos más severamente enfermos o con un esfuerzo respiratorio insuficiente, de acuerdo con las guías nacionales de tratamiento.[60] Todo lo anterior explica que la estrategia de ventilación más frecuentemente encontrada haya sido la mandatoria intermitente sincronizada.

En el Hospital Gineco-obstétrico Provincial de Matanzas "Dr. Julio Rafael Alfonso Medina", se encontró que de los neonatos que requirieron ventilación mecánica, el 55.6% recibió ventilación mandatoria intermitente sincronizada, y solo el 16.1% fue ventilado con VAFO,[41] lo cual tiene similitud con el estudio. En cuanto a esta última modalidad, se mostraron cifras superiores en Artemisa, Cuba; donde el 22.7% de los recién nacidos fueron ventilados con VAFO.[34] Concuerda la investigadora con un estudio en Guatemala en el año 2015, donde el 62% de los pacientes participaron en la modalidad SIMV.[61]

Continúa siendo entonces, la ventilación mecánica convencional, el tratamiento primario de la insuficiencia respiratoria en el recién nacido, a pesar de la introducción de nuevas estrategias como la oxigenación de membrana extracorpórea, el óxido nítrico inhalado, la ventilación de alta frecuencia, la ventilación líquida parcial y la ventilación dirigida por volumen.[59]

En el año 1952, la Dra. Virginia Apgar, publicó en Estados Unidos un puntaje mundialmente conocido, que lleva su nombre. Esta escala evalúa el estado clínico del recién nacido al momento del nacimiento.

La puntuación de apgar bajo, se ha mantenido a través de los años como uno de los parámetros que identifica la presencia de hipoxia al nacer, a pesar de ser controvertido en todo el mundo, el diagnóstico de certeza de la mencionada entidad. La mayor parte de los recién nacidos, no requieren intervenciones para iniciar la respiración durante la transición a la vida extrauterina, pero aproximadamente un 10%, necesita algún tipo de asistencia y alrededor del 1%, requiere medidas de reanimación intensivas para poder enfrentar esta transición.[62]

Se concuerda con Ruíz Tellechea[51], en la Ciudad de La Habana, que presentó un total de 67.7 % pacientes deprimidos, de los cuales el 13.9 % fueron severos. Igualmente Naranjo[63], en el Hospital Abel Santa María, encontró en más de la mitad de su muestra, el diagnóstico de deprimido al nacer.

El apgar bajo al 5to minuto de vida y las convulsiones neonatales guardan relación con pronóstico neurológico adverso y prolongan la estadía en la ventilación.[63]

De la estadía en la ventilación mecánica, se discrepa con un estudio en México, donde Mercado Avilés[46] reflejó una media de días en el ventilador de 5.5 días, con una estancia que de manera general no superó los 10 días. Sin embrago, Ramírez Vázquez[44], en Granma, encontró que sus pacientes estuvieron por un promedio de más de 72 de horas en la ventilación mecánica y en Jalisco la media de la duración de ventilación fue de 13 días.[42]

En la literatura revisada en cuanto al tiempo de duración de la ventilación se describe que con menos estadía en el ventilador la supervivencia es mayor, así lo refiere Ramírez en su estudio; que plantea la premisa de ventilar y retirar del ventilador precozmente, teniendo en cuenta la fisiopatología y evolución de la enfermedad que motivó dicho tratamiento. El inicio temprano de la ventilación y la corta duración de la misma, son los pilares fundamentales que inciden en la calidad de vida y el pronóstico a corto y largo plazo de estos pacientes.[44]

Acerca de la estadía hospitalaria se debe valorar que en la actualidad no hay una definición muy clara del tiempo de estancia prolongada, existen estudios referentes a la estancia hospitalaria en los servicios en general, pero muy pocos llegan a describir cuales fueron las complicaciones que presento en el servicio de unidad de cuidado intensivos, prematuros e intermedios.[57]

Mercado Avilés[46], en Ciudad México, presentó una media de estadía hospitalaria de 14 días, mientras que Naranjo[63], reportó una estadía hospitalaria prolongada en más de 10 días en la mayoría de su población de estudio. Similar a la autora.

Aunque la tendencia en las Unidades de cuidados intensivos neonatales (UCIN) es usar, en la medida de lo posible, ventilación mecánica no invasiva (VMNI), la ventilación mecánica invasiva (VMI) es la única opción en muchos pacientes. Se han descritos diferentes estrategias y modos ventilatorios encaminados a favorecer el intercambio gaseoso. Dado que la VM per sé, produce daño pulmonar, estas estrategias y modos han ido evolucionando para minimizarlo.

La ventilación mecánica produce daño pulmonar por varios mecanismos:

- Sobredistensión de la vía aérea de conducción y alveolar por Volumen tidal excesivos (volutrauma).
- Excesiva presión sobre los alveolos (barotrauma).
- Áreas pulmonares insuficientemente abiertas, lo que provoca un roce continuo durante la apertura y cierre (atelectrauma).

Todos los mecanismos anteriores producen una liberación de citoquinas pro-inflamatorias que contribuyen al daño pulmonar provocado por la ventilación. La "frecuencia de complicaciones" de la ventilación mecánica varía entre 25 y 52%, ya que puede haber más de una complicación por cada paciente. Las complicaciones pueden deberse a la "intubación", a la "vía aérea artificial", así mismo, a la "presión positiva pulmonar" administrada, a la "toxicidad del oxígeno", a una "infección secundaria" o a otras causas. Además, la duración de la intubación es un factor determinante de las complicaciones. La infección por gérmenes oportunistas es una de las complicaciones más frecuentes.[39]

Coincide el estudio con los datos mostrados en la Habana por Ruíz Tellechea[51], que planteó con relación al uso de agentes inotrópicos como apoyo a la función cardiocirculatoria, un elevado porcentaje de pacientes que requirieron estos tratamientos. En el 77.3% se indicaron uno o dos agentes inotrópicos. Este hallazgo puede estar en relación con la frecuente presentación de las alteraciones hemodinámicas en los recién nacidos ventilados, independientemente de la subjetividad que debe estar implícita en la decisión de iniciar estos tratamientos.

Por otra parte, los escapes aéreos se producen con más frecuencia en el período neonatal que en cualquier otra época de la vida y aparecen relacionados con diferentes características del desarrollo pulmonar. Las formas más frecuentes son el neumotórax, el pneumomediastino y el enfisema intersticial pulmonar.

Sin embargo, las complicaciones más graves son el neumotórax y el pneumomediastino, esto es debido a la presión que se ejerce sobre la vía aérea; ocurren entre 5 y 30 % de los neonatos que reciben ventilación. Su frecuencia aumenta en RN que precisan ventilación asistida (20-30 %), especialmente inmaduros o con enfermedad pulmonar grave cuando se requieren presiones inspiratorias elevadas, en la aspiración de meconio aumenta de 30-50 %. [57]

Se coincide parcialmente con un estudio realizado en la Unidad de Cuidados Intensivos Neonatales del Hospital Universitario de Guayaquil, donde las complicaciones más frecuentes fueron: trastornos hemodinámicos, con un 66%, neumonía no especificada (22%), dificultad respiratoria (13%), taquipnea (7%),neumonía bacteriana (3%), neumotórax 1% siendo este último el más grave sin embargo el menos frecuente.[39]

La neumonía asociada a la ventilación, es una complicación que ocurre generalmente entre el 20% y los 25% de los neonatos ventilados durante más de 48 horas, con un incremento adicional del 1% por cada día de ventilación mecánica según el CDC. La tasa global de NAV reportada por las unidades pediátricas americanas es de 0.2 a 0.8 episodios por cada 1000 días de ventilación mecánica.[49]

En Cuba, investigaciones sobre el tema, informan que este tipo particular de infección nosocomial es muy frecuente en los pacientes críticos y se asocian a altas tasas de mortalidad, tiene origen polimicrobianas y depende de múltiples factores de riesgo como: la edad, días de ventilación, poca movilización del paciente, alcalinización gástrica, traumas, estado de coma, uso de medicamentos como sedantes y bloqueadores.[44]

En el Hospital Infantil General "Luis A. Milanés" en Bayamo, se encontró 24.30 % de pacientes con neumonía asociada a la ventilación mecánica[44], mientras que, en Guanabacoa, se determinó como una de las complicaciones más frecuentes asociada a la ventilación, la neumonía, representando un 22.3 %.[40]

Un estudio realizado en Jalisco, en el que se tuvo como objetivo estudiar cuál es la frecuencia y las complicaciones de la ventilación mecánica en neonatos, se estudiaron 42 pacientes, hubo tres complicaciones por paciente en promedio y las más frecuentes fueron atelectasia, extubación accidental, displasia, broncopulmonar, eventos de hipoxia, hemorragia intracraneana, neumonía intrahospitalaria y neumotórax.[42]

Concuerda la investigadora con un estudio en Ciudad México, donde la incidencia de las complicaciones mayores evaluadas durante el internamiento, fueron trastornos hemodinámicos, HIV, atelectasia, sepsis, ROP y defunción, y existía una tendencia a menor incidencia de DBP (5%), ROP (0 %).[46]

Se discrepa en un estudio realizado en Guatemala en el año 2018, donde se analizaron las complicaciones asociadas al uso de la ventilación mecánica invasiva en neonatos, de los cuales un 70.38% presentó complicaciones asociadas al uso de ventilación mecánica invasiva. La Neumonía nosocomial fue la principal complicación presentada en 52.48 %.[61]

Conociendo que la DBP ocurre debido a la dependencia de oxígeno por un periodo mayora 28 días, produciéndose por la exposición del pulmón a agentes como el oxígeno, infecciones, barotrauma, volutrauma, y la ROP tiene una etiología multifactorial, siendo la inmadurez su principal factor de riesgo, opina la autora que la baja incidencia de estas complicaciones se encuentra en la relación con la estrategia ventilatoria protectiva que impera actualmente en el Servicio de Cuidados Intensivos Neonatales, que se proyecta en la prevención de daños en aquellos más susceptibles.

Si bien es cierto que la desconexión de la ventilación mecánica y remoción de la vía aérea artificial lo más pronto posible, reduce el riesgo de daño pulmonar asociado al ventilador, neumonía nosocomial, trauma de la vía aérea producto del tubo endotraqueal y, sedación innecesaria; no menos cierto es que la desconexión prematura puede causar fatiga de los músculos ventilatorios, falla en el intercambio gaseoso y, pérdida de la protección de la vía aérea, llevando a la reintubación.[60]

La oxigenoterapia de alto flujo a través de cánula nasal es un sistema no invasivo de administración de oxígeno, cuyo uso se inicia en unidades de cuidado intensivo neonatal, para el tratamiento de prematuros con distress respiratorio, apneas, apoyo post-extubación, como alternativa al CPAP (continuous positive airway pressure). Su administración en neonatos se propone con la siguiente fórmula: flujo (lpm) = 0,92 + (0,68 x peso, kg). Sin embargo, su uso aún se encuentra incipiente en muchas unidades neonatales y es sujeto de varios temas de investigación que permanecen en proceso de desarrollo.[64]

En España, Laborda[65] investigó a 527 pacientes adultos críticos con bajo riesgo de reintubación, los cuales fueron sometidos a oxigenoterapia de alto flujo o terapia de oxígeno convencional durante 24 horas después de la extubación, concluyeron que la reintubación en 72 horas fue menos común en el grupo de alto flujo (4,9%), frente al grupo convencional. Así mismo la insuficiencia respiratoria post-extubación fue menos frecuente en el grupo de alto flujo, y, el tiempo hasta la reintubación no fue significativamente diferente entre los grupos.

En México se encontró que durante el período de estudio ingresaron 216 neonatos a la UCIN; de ellos, sólo 44 fueron intubados. La mayoría de los pacientes fueron extubados con puntas nasales de alto flujo (45.4%), seguidos del grupo con casco cefálico (38.6%); el grupo más pequeño fueron los extubados con CPAPn (15.9%).[46] No coincidiendo con los resultados de la investigadora.

Sin embargo, una extubación temprana, puede fracasar y suponer reintubación, la misma que lleva riesgos asociados: mayor tiempo en terapia intensiva, mayores costos aumento de la morbimortalidad.[66]

En Cuba, al triunfo de la Revolución en 1959, la tasa de mortalidad infantil se estimó en 70 fallecidos por cada 1 000 nacidos vivos. En el año 1970, esta cifra fue de 38.7 fallecidos por cada 1 000 nacidos vivos, con una mortalidad neonatal de 23.8 fallecidos por cada 1 000 nacidos vivos. Estos indicadores fueron mejorando continuamente, hasta que el país exhibe en los últimos cinco años las tasas más bajas de la historia, entre 4.5 y 4.9 fallecidos por cada 1 000 nacidos vivos, con una mortalidad neonatal inferior a 4 fallecidos por cada 1 000 nacidos vivos, resultados similares al de los países más desarrollados del mundo.[67]

En Chile, en 2015, la mortalidad infantil fue de 10.3 por mil y la neonatal 6 por mil, ocupando el 75 % de ellas durante los primeros 7 días de vida, las muertes de recién nacidos que requieren ventilación mecánica artificial constituye el 46% del total de muertes perinatales.[45]

Se coincide con Ruíz Tellechea[51], en la Habana, que reportó un porciento de fallecidos de 28.9, mientras los egresados vivos fueron de 71.1 %, algo superiores fueron las cifras expuestas en Granma, por Ramírez Vázquez[44], con una supervivencia del 93%.

También Ferrer Montoya[38], en la ciudad de Bayamo, reportó un 22.3 % de fallecidos. Bautista Rojas[68], en Ecuador, presentó valores porcentuales algo más elevados, para un 33.4 % de fallecidos, con una sobrevida de un 66.6 %.

Las UCIN en Cuba, se han perfeccionado sucesivamente a través de los años, con una mejoría tecnológica significativa en las diversas técnicas de asistencia respiratoria que se aplican, no obstante, la disyuntiva entre la vida y la muerte siempre está presente, fundamentalmente cuando la supervivencia del recién nacido depende directamente de un soporte vital, como es el requerimiento de la ventilación mecánica.[51]

Existen aproximadamente, "4 millones de muertes neonatales" a nivel mundial, de las cuales el 98% ocurren en los países en vías de desarrollo. Así mismo, una de las principales causas de "muerte neonatal" son los nacimientos pretérminos 28%, infecciones severas 36% incluyendo sepsis y neumonía 26%, tétano 7% y diarrea 3% y complicaciones de la asfixia 23% todas relacionadas con los trastornos respiratorios neonatales.[50]

Se coincide parcialmente, en el año 2018 en Guatemala, donde existió una mortalidad global de 25.7 % y la patología más asociada fue neumonía nosocomial en 49.23% de estas muertes.[61] Mientras que Pupo Portal[40], encontró en su estudio que las principales causas de muerte fueron la inmadurez, la Asfixia-Hipoxia y la bronconeumonía connatal.

La aplicación de la ventilación mecánica como medio de soporte de la función respiratoria es uno de los grandes logros de la medicina moderna, de manera especial, dentro de la neonatología, su introducción contribuyó al aumento en la supervivencia de aquellos extremadamente inmaduros y de los que puedan padecer entidades respiratorias que de manera general afectan al recién nacido. Sin embargo, es un proceder que requiere recursos y la competencia de personal altamente calificado, por lo que es la técnica por excelencia que caracteriza a las unidades de cuidados intensivos neonatales.

En los últimos años se han aportado nuevos elementos con datos muy valiosos, que actualmente se aplican en conductas médicas frente a los recién nacidos que requieren terapéutica ventilatoria, sobre todo en países subdesarrollados. Las principales innovaciones a partir de ese período incluyeron la introducción del surfactante en 1990, nuevos equipos de soporte ventilatorio que mejoran y acortan la estadía en la ventilación ya que están equipados de nuevas modalidades ventilatorias, a pesar de ello, la morbilidad y mortalidad de los neonatos asistidos con ventilación mecánica continúa siendo un problema científico complejo, donde quedan muchos aspectos por explorar y esclarecer en cuanto a su evolución, y consecuencias para el niño.[69]

CONCLUSIONES

- Alrededor de la mitad de los neonatos ingresados en la unidad de cuidados intensivos neonatales requirieron asistencia ventilatoria mecánica.
- Predominaron los menores de 2500 gramos, de 36.6 semanas de edad gestacional, del sexo masculino, nacidos por parto distócico y con estado clínico normal.
- La ventilación mecánica más usada fue la invasiva y dentro de ella la modalidad SIMV; constituyendo las afecciones pulmonares la principal causa.
- La morbilidad asociada predominante fue la acidosis metabólica, la sepsis neonatal y el íctero fisiológico agravado, teniendo alrededor de la mitad de los pacientes una estadía en ventilación de menos de 7 días y hospitalaria de 10 a 29 días.
- Casi la totalidad de los neonatos ventilados presentaron trastornos hemodinámicos como complicación temprana, siendo la displasia broncopulmonar la complicación tardía más frecuente; con una supervivencia del ventilado elevada.

RECOMENDACIONES

Teniendo en cuenta los resultados obtenidos, sugerimos mayor uso de las modalidades no invasivas (Alto flujo y VNNI), así como investigaciones sucesivas sobre la efectividad de estas terapias.

REFERENCIAS BIBLIOGRÁFICAS

1. Montes G. Atendiendo las necesidades del recién nacido en ventilación mecánica. En: Sola A. Cuidados neonatales. Descubriendo la vida de un recién nacido enfermo. 3 ed. Editorial Científica Interamericana; 2011.pag.854-64.

2. Lasswell SM, Barfeld WD, Rochat RW, Blackmon L. Perinatal regionalization for very low-birth-weight and very preterm infants: a meta-analysis. JAMA 2010; 304(9):992-1000.
3. Silva Ceballo M, Druira Silva M, Calderon Tejeda E. Enfoque neonatal de la estrategia en la atención integral de las enfermedades prevalentes en la infancia. En: Manual de atención de las enfermedades de la infancia (0-5años). OPS. 2da ed. Washington DC: Edit Hill;2018. p.9-18.
4. OMS/UNICEF. Los progresos en la supervivencia infantil se aceleran desde el año 2000. Comunicado de prensa conjunto OMS/UNICEF. 2019 [citado 10 de enero 2019] Disponible en: http://elabismodelasalud.wordpress.com.
5. UNICEF. Estado Mundial de la Infancia. Mortalidad neonatal. Salud materna yneonatal: Situación actual. 1da ed. Washington DC: Edit Hill; 2019. p. 13.
6. Badshah S, Mason L, McKelvie K, Payne R, Lisboa PJ. Risk factors for low birthweight in the public-hospitals at Peshawar, NWFP-Pakistan. BMCPublicHealth. 2008; 8:187-8.4. Organización Mundial de la Salud. Estadísticas Sanitarias Mundiales. 2011. [Internet]. [Acceso enero 27, 2017]. Disponible en: http://www.who.int/whosis/whostat/ES_whs2011_full.pdf
7. Alfonso Mendoza L. Eficacia de tres tipos de surfactante exógeno en prematuros con enfermedad de membrana hialina. RevChilPediat [Internet] 2017Dic. [citado10 Ene 2018]84(6). Disponible en: http://scielo.iics.una.py/scielo.php?pid=S168398032010000200005&script=scirttext.
8. Beers MH, Porter RS, Jones TV. Infecciones del recién nacido. En: El Manual Merk. 11na ed. Madrid: Elsevier;2011.p.2553-79.
9. Ramírez Vázquez E, Esteves LLovet MC. Supervivencia del recién nacido que requiere ventilación mecánica artificial. Multimed.2016; 20(2):59-67.
10. Capote Lobo M, Fernández Nuñez G. Asistencia respiratoria mecánica y uso de surfactante en niños con bajo peso al nacer. Rev

Cienc Médic. La Habana. 2015;21(3):305-17

11. Cuba. Ministerio de Salud Pública. Anuario estadístico de salud. Dirección Nacional de Registros médicos y estadísticas de salud. La Habana: MINSAP Ed Ciencias Médicas; 2017. p.24-40.
12. Peter K. The historical development of intensive care in Germany.Epilogue to a thematic review in Der Anaesthesist. Anaesthesist 2000;49(12):1064-72.
13. Lawin P. The historical development in intensive care in Germany. Contemporary views 20. The limits of intensive care economical and ethical limits. Anaesthesist 2000; 49(12):1054-64.
14. Boccarato Taboas S. Valoración de la asistencia ventilatoria en una unidad de tratamiento intensivo neonatal. Arch Pediatr Urug [Revista en la Internet]. 2009 Mar [citado 2013 Abr 19]; 75(1): 13-25. Disponible en: www.scielo.edu.uy/pdf/adp/v75n1/boccarato.pdf.
15. A.S.Slutsky .Consensus conference on Mechanical Ventilation.Intensive Care Med 1994; 20:64-79 y 150-162.
16. B. de la Calle Reviriego y P. Albert de la Cruz. Ventilación Mecánica. Revista Clínica Española, Vo1197, Monográfic04, Diciembre 1997.
17. Blanco Davinson M. Ventilación mecánica convencional. En: De guardia en Neonatología. Madrid: ERGON; 2008. P. 400-405. .
18. Sánchez Luna M. Asistencia respiratoria neonatal, tendencia actual. An Pediatr (Barc) 2009; 70(2):107110.
19. Hall, Schimdt , Wood. Cuidados Intensivos. Segunda Edición. Mc.Graw Hill. 1998.
20. J.C.Montejo, A.García de Lorenzo, C. Ortiz Leiva, A. Bonet. Manual de Medicina Intensiva. Edición. Ed. Harcourt, SA.2001.
21. Clini E. Patient ventilator interfaces: practical aspects in the chronic situation. Monaldi Arch ChestDis. 1997; Feb 52(1):76-9.
22. Grupo Respiratorio Neonatal de la Sociedad Española Neonatología. Recomendaciones sobre ventilo-terapia convencional neonatal. AnEspPediatr.2018;55(3):244-50.
23. Manríquez G, Escudero C. Análisis de los factores de riesgo de muerte neonatal en Chile, 2010-2014. Rev Chil Pediatr. [revista en internet]. 2017 [citado 10 de enero 2019]; 88(4): 458-64. Disponible en: http://revistachilenadepedlatria.cl/index.php/rchped/article/view/301.
24. Peniche KG, Sánchez J, Castañeda E, Calyeca MV, Díaz S, Pin E. Ventilación mecánica en decúbito prono: estrategia ventilatoria temprana y prolongada en SIRA severo por influenza. MedCrit.

2017;31(4):198-204.

25. Ministerio de Salud y Protección Social - Colciencias. Guía de práctica clínica del recién nacido prematuro. Guía No. 04.Centro Nacional de Investigación en Evidencia y Tecnologíasen Salud CINETS; 2013. Fecha de consulta: 11 de enero de 2017. Disponible en: http://gpc.minsalud.gov.co/Documents/Guias-PDF-recursos/prematuros/GPC Prof Sal Premat.pdf.3.
26. López González EC, Rodríguez Carballo Y. Caracterización de la mortalidad neonatal en un Servicio de Neonatología entre 2001 y 2012. RevCubObstetrGinecol. 2016; 41(3):197-206.
27. Molina A, Inés T. Ventilación mecánica invasiva en prematuros como causa de morbimortalidad, Hospital Gineco-Obstétrico Isidro Ayora enero-junio 2016. 2017[citado el 31 de enero de 2018]; Disponible en: http://www.dspace.uce.edu.ec/handle/25000/11133
28. Carballo-Piris Da Motta. Características de las complicaciones pulmonares asociadas a la ventilación mecánica en Recién Nacidos. Pediatr 2010 Ago; 37(2): 107-111
29. Labarrer Cruz Y, Castro López FW, González Hernández G. Beneficio de la asistencia ventilatoria en el recién nacidos. Hospital Ginecobstétrico «Ramón González Coro». Rev Cubana Enferm [Internet]. 2006 [Citado 9 de agosto 2010]; 22(2). Disponible en: http://bvs.sld.cu/revistas/enf/vol22 2 06/enf04206.htm.
30. Sánchez M, Franco ML, Serrano ML. Pauta de extubación precoz en el recién nacido de muy bajo peso. En: Valls i Soler A, Morcillo Sopena F, Salcedo Albizana S, eds. Algoritmos diagnóstico- terapéuticos en el recién nacido de muy bajo peso. Madrid: Serono; 2009; 67-71.
31. Iglesias Almanza N, Pérez Parrado J, Guirola de la Parra J, Pérez Gutiérrez L. Resultados de la aplicación de un protocolo para el destete de la ventilación mecánica. MEDICIEGO [Internet]. 2013 [citado 11 de abril del 2012]; 19(1). Disponible en: http://www.imbiomed.com.mx/1/1/articulos.php?method=showDetail&id_articulo=93154&id_seccion=3715&id_ejemplar=9130&id_revista=226.
32. García Martínez A. Oxigenoterapia de alto flujo. En: Casado Flores J, Martínez A, Serrano A. Ventilación mecánica en recién nacidos, lactantes y niños. 2 ed. Madrid: Ergon; 2011. p. 97-100.
33. Torre Anca JF. Factores asociados a la estancia prolongada del recién nacido de muy bajo peso al nacer en el servicio de neonatología del hospital nacional Sergio E. Bernales en el periodo junio 2016-junio

2017. Lima. Universidad Ricardo Palma Facultad de Medicina Humana; 2018. Disponible en:http://repositorio.urp.edu.pe/bitstream/handle/URP/1259/167%20-%20Torre%20Anca%20Jean%20 Franco.pdf?sequence=1&isAllowed=

34. Martínez Lemus O, Jiménez Abreu SE, Rodríguez Díaz H. Morbilidad, mortalidad y supervivencia en recién nacidos con peso menor a 1500 g. RevCubMedIntensEmerg. [revista en internet]. 2018 [citado 10 de enero 2019]; 17(1): 71-80. Disponible en: http://www.medigraphic.com/pdfs/revcubmedinteme/cie-2018/cie181g.pdf

35. Peña Tamayo D. Caracterización de la Asistencia ventilatoria neonatal en El Hospital "Eusebio Hernández" Enero 2009 a Diciembre 2013. Trabajo de terminación de Residencia. 2015. Disponible en: http://edumed.imss.gob.mx/pediatria.

36. Pérez-Camacho P. Características clínicas y paraclínicas de recién nacidos con sepsis en un hospital nivel IV en Cali, Colombia. Infection.2018; 22(3):141-6.

37. Carrillo Esper, R. Ventilación mecánica. 1ª ed. México:Alfil; 2013.p.1-23.

38. Ferrer Montoya R, Cuesta García YL, Rodríguez de la Fuente FA, Estévez LLovet MC. Supervivencia del recién nacido ventilado. AMC [en línea]. 2012 [citado 14/04/2019]; 16(2):1262-9. Disponible en: http://revistaamc.sld.cu/index.php/amc/article/viewFile/207/294 [Links]

39. López Galán M, Cruz Cobas M, Obregón de la Torre C, Cogle Duvergel Y, Navarro Tordera M. Caracterización anatomopatológica de los neonatos fallecidos durante el quinquenio 2010-2014.MEDISAN [revista en internet]. 2017 [citado 10 de enero 2019]; 21(6): 694. Disponible en: https://www.medigraphic.com/cgi-bin/new/resumen.cgi?IDARTICULO=72632.

40. Pupo Portal L, Maceo Rodríguez SE, Alonso Uría RM, Amador Morán R, Sánchez Naranjo K, Izquierdo Santa Cruz M. Caracterización de la ventilación neonatal en el Servicio de Neonatología del Hospital Ginecobstétrico de Guanabacoa (2013 - 2015). Rev Cubana Obst Ginecol [Internet]. 2017 [citado: 15/07/2017];43(1):1-12 Disponible en: http://www.scielo.sld.cu/scielo.php?script=sci_arttext&pid=S0138-600X2017000100005

41. Robaina Castellanos GR, Riesgo Rodríguez SC, Ventilación mecánica en recién nacidos menores de 1500 gramos, resultados

según modos de ventilación. RevCubPediatr. 2017;89(3):32-41.

42. Delgado JV, Delgado JV, Flores MD, Guardado OP, Reyna VS. Factores de riesgo materno - perinatales asociados a muerte en recién nacidos prematuros con enfermedad de membrana hialina tratados con surfactante pulmonar exógeno; en el Hospital IV Víctor lazarte Echegaray; Essalud; México; 2002-2012. RevMédTrujillo [Internet]. el 2 de septiembre de 2016 [citado el 10 de enero de 2018];11(2).Disponible en: http://www.revistas.unitru.edu.pe/index.php/RMT/article/view/940
43. Capelli Zevallos VM. Viabilidad fetal. Éxito o reto pendiente de los objetos sanitarios. Argentina/Universidad de Buenos Aires/2016.Disponible en: https://www.ncbi.nlm.nih.gov/pubmed/27733360
44. Ramírez Vázquez E, Esteves Llovet MC, Benítez Aguilar I, Ferrer Montoya R, Reyna Márquez DA. Supervivencia del recién nacido que requiere ventilación mecánica artificial.Multimed [Internet]. 2016 [citado: 15/07/2017];20(2):383-407 Disponible en: http://www.revmultimed.sld.cu/index.php/mtm/article/view/157/207
45. Donoso A, Arriagada D, Díaz F, Cruces P. Estrategias ventilatorias ante el niño con síndrome de distress respiratorio agudo e hipoxemia grave. GacMedMex [Internet]. 2017 [citado: 21/07/2017];151:75-84. Disponible en: http://www.anmm.org.mx/GMM/2015/n1/GMM_151_2015_1_075-084.pdf
46. Mercado Avilés J, Tavera M, Carrasco M. Características epidemiológicas de la mortalidad neonatal en México, 2011-2012. Rev Mex Med Exp Salud Pública [revista en internet]. 2016 [citado 10 de enero 2019]; 32(3): 423-30. Disponible en: https://www.redalyc.org/pdf/363/36342789003.pdf. http://www.revzoilomarinello.sld.cu/index.php/zmv/article/view/396.
47. Kumari K, Rao KA, Vijayalakshmi B. Pattern of Early Neonatal Morbidities in Moderate and Late Pre-terms. Int J Pediatr. Res. [revista en internet]. 2016 [citado 10 de enero 2019]; 3(7): 520-526. Disponible en:http://medresearch.in/index.php/IJPR/article/view/783/0.
48. Torres Zulueta RM, Alfonso Martínez ZI. Comportamiento del índice de bajo peso al nacer en el Policlínico Docente Cerro durante los años 2009-2010.RevCubMedicGenIIntegr. 2013; 29(2):151-159.
49. García Fernández Y, Fernández Ragi RM, Rodríguez Rivero M,

Pérez Moreno E. Supervivencia en el recién nacido ventilado. Rev Cub Pediatr [serie en Internet]. 2006 [citado 6 de septiembre de 2015]; 78(4). Disponible en:http://scieloprueba.sld.cu/scielo.php?script=sci_arttext&pid=S0034753120060004000028lng=es&nrm=iso

50. Rivera-Rueda MA, Fernández-Carrocera LA, Michel-Macías C. Morbilidad y mortalidad de neonatos < 1,500 gingresados a la UCIN de un hospital de tercer nivel de atención. Perinatol Reprod Hum. 2017; 31(4):163-169.

51. Ruíz Tellechea Y., Roca Molina MC, Millán Cruz Y, Barrios Rentarí Y. Indice pronóstico y escala de gravedad para evaluar riesgo de mortalidad en neonatos ventilados. Rev Cub Pediatr [Internet]. 2006 [citado: 14/07/2014]; 78(3). Disponible en: http://scielo.sld.cu/pdf/ped/v78n3/ped07306.pdf

52. Arias D, Vasquez P, León A, Ruales C, Pérez J. Ventilación de alta frecuencia oscilatoria en la Unidad de Cuidado Intensivo Neonatal del Hospital de san José, Bogotá DC, Colombia. Repert Med Cir [Internet]. 2016 [citado: 28/07/2017];25(3):151-5 Disponible en: http://www.sciencedirect.com/science/article/pii/S0121737216300085

53. Bernardo F, Mora D. Manejo del dolor en el paciente pediátrico. RevChil. Pediatr [en línea]; 2016 May [accesado 13 de octubre 2014.]; 75(3): 277-279. Disponible en:http://www.scielo.cl/scielo.php?script=sci_arttext&pid=S03704106200400030001216

54. Casey JL, Newberry D, Jnah A. Early bubble continuous positive airway pressure: investigating interprofessional best practices for the NICU team. Neonatal Netw. 2016; 35 (3):125-134

55. Carbonell G. Ventilación mecánica convencional en recién nacidos muy bajo peso ingresados en el hospital provincial Dr. Ernesto Guevara de la Serna. Rev Electrón "Dr. Zoilo E. Marinello Vidaurreta". [Internet] 2015 [citado 18 Nov 2014];40(2): [aprox. 6 p.]. Disponible en: http://revzoilomarinello.sld.cu/index.php/zmv

56. OMS | Informe de Acción Global sobre Nacimientos Prematuros [Internet]. WHO. 2018 [citado el 18 de enero de 2018]. Disponible en: http://www.who.int/pmnch/media/news/2012/preterm_birth_report/es/index3.html

57. Domínguez Dieppa F, Roca Molina MC, Millán Cruz Y, Barrios

Rentarí Y. Ventilación de alta frecuencia: primer reporte en recién nacidos cubanos. Rev Cub Pediatr [Internet]. 2006 [citado: 14/07/2014];78(3). Disponible en: http://scielo.sld.cu/pdf/ped/v78n3/ped07306.pdf

58. Osio C. Ventilación de alta frecuencia en neonatología: veinte años después. Arch Argent Pediatr [Internet]. 2017 [citado: 21/07/2017];112(1):4-5. Disponible en: http://www.scielo.org.ar/scielo.php?script=sci_arttext&pid=S0325-00752014000100002
59. Ingram JC, Powell JE, Blair PS, Pontin D, Redshaw M. family-centred neonatal discharge planning reduce healthcare usage? A before and after study in South West England. BMJ Open., 6 (2016), pp. e010752http://dx.doi.org/10.1136/bmjopen-2015-010752 | Medline
60. Concepción YM, Portal YS, Miranda MEP, Garaboa NA, Campos AC. Caracterización clínico-epidemiológica del recién nacido con infección asociada a los cuidados hospitalarios. Rev Ciencias Médicas Pinar Río. el 28 de diciembre de 2015; 19(6):1028–44.
61. Organización Panamericana de la Salud/Organización Mundial de la Salud (OPS/OMS) Representación Guatemala. Guía para el manejo integral del recién nacido grave. Guatemala: OPS/OMS; 2018. ISBN: 978-598-17-1. Disponible en: http://www.who.org/msp.gov.gt/
62. Cantey JB. Optimizing the Use of Antibacterial Agents in the Neonatal Period. Paediatr Drugs. 2016;18(2):109-22.
63. Naranjo AA, Gabino MA, Haces TY. Caracterización del neonato asistido con ventilación mecánica. Hospital Abel Santamaría. HorizMed. [Internet] 2014 [citado 29 Jul 2016];14(1):[aprox. 3 p.]. Disponible en: http://bases.bireme.br/cgibin/wxislind.exe/iah/online/?IsisScript=iah/iah.xis&src=google&base=LILACS&lang=p&nextAction=lnk&exprSearch=722427&indexSearch=ID
64. Alonso Tejera B, Dall´OrsoBoulay P, Gonzalo Guerra A. Oxigenoterapia de alto flujo en niños con infección respiratoria aguda baja e insuficiencia respiratoria. ArchPediatrUrug [Revista en la Internet]. 2017 Jun [citado 2018 Abr 10]; 83(2): 111-116. Disponible en: http://www.scielo.edu.uy/scielo.php?pid=S1688-12492012000200006&script=sci_arttext.

65. Laborda C. Un ensayo demuestra que la terapia de oxígeno con cánula nasal reduce el riesgo de reintubación en la UCI. BioTech [Internet]. 2016 [citado: 20/04/2020];11(3):25-29 Disponible en: http://en.vhir.org/portal1/news-detail.asp?contentid=189414&s=actualitat&t=Un%20ensayo%20demuestra%20que%20la%20terapia%20de%20ox%EDgeno%20con%20c%E1nula%20nasal%20reduce%20el%20riesgo%20de
66. Castilla Castilla CM, Vidales Roque LB, Pérez Durán J, Tena Reyes D, Tapia Rombo CA. Atelectasias por extubación en neonatos prematuros con muy bajo peso. RevMedInst Seguro Soc [Internet]. 2017 [citado: 18/01/2018];52(6):638-43 Disponible en: http://www.new.medigraphic.com/cgi-bin/resumen.cgi?IDARTICULO=55074
67. Cuba. Ministerio de Salud Pública. Anuario Estadístico. La Habana: MINSAP; 2018. Disponible en: http://files.sld.cu/bvscuba/
68. Bautista Rojas LR, Izquierdo Ayala CK. Prevalencia de taquipnea transitoria y factores asociados en el recién nacido del área de Neonatología del Hospital Vicente Corral Moscoso en el bienio 2015-2016. Universidad de Cuenca. Ecuador; 2018.http://dx.doi.org/10.1542/peds.2010-1567 | Medline
69. Ticona Rendón M, Huanco Apaza D, Ticona Huanco D. Incidencia, supervivencia y factores de riesgo del recién nacido con extremo bajo peso en el Hospital Hipólito Unanue, de Tacna, 2000-2014. Acta Med Per [Internet]. 2016 [citado: 20/04/2017];32(4):211-20 Disponible en: http://www.scielo.org.pe/pdf/amp/v32n4/a04v32n4.pdf

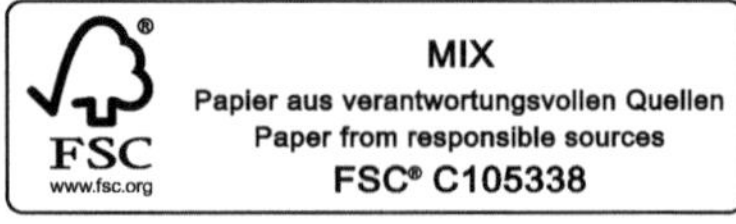

Printed by Books on Demand GmbH, Norderstedt / Germany